Andrea Trippl

Bartflechte, Isländisch Moos & Co.

Wundermittel der Natur

Leopold Stocker Verlag
Graz – Stuttgart

Umschlaggestaltung: DSR Werbeagentur Rypka GmbH, 8143 Dobl/Graz, www.rypka.at
Titelbilder: Großes Foto: www.istockphoto.com/salajean, kleine Fotos: Andrea Trippl, Graz

Bildnachweis: AnHo71 [CC BY-SA 3.0 (https://creativecommons.org/licenses/by-sa/3.0)], from Wikimedia Commons: S. 54; Dumi [CC BY-SA 3.0 (http://creativecommons.org/licenses/by-sa/3.0/)], from Wikimedia Commons: S. 50; Reinhard Farkas: S. 23, 24, 49, 53; Giftzwerg 88 [CC BY-SA 4.0 (https://creativecommons.org/licenses/by-sa/4.0)], from Wikimedia Commons: S. 52; Mike Guwak [CC BY-SA 3.0 (https://creativecommons.org/licenses/by-sa/3.0)], from Wikimedia Commons: S. 32 u.; Jason Hollinger [CC BY-SA 3.0 (https://creativecommons.org/licenses/by-sa/3.0)], from Wikimedia Commons: S. 21 re.; ID 106119093 © Jeremy Christensen | Dreamstime.com: S. 27; ID 38791246 © Fabrice Gallou |Dreamstime.com: S. 6; ID 106119093 © Irinabal18 | Dreamstime.com: S. 26; ID 86897952 © Salajean | Dreamstime.com: S. 59, ID 18773715 © Sergey Uryadnikov | Dreamstime.com: S. 48; Jymm [Public domain], from Wikimedia Commons: S. 51; Gabriele Kothe-Heinrich [CC BY-SA 3.0 (https://creativecommons.org/licenses/by-sa/3.0)], from Wikimedia Commons: S. 67; Hermann Adolf Köhler (1834–1879) [Public domain], via Wikimedia Commons: S. 11; H. Krisp [CC BY 3.0 (https://creativecommons.org/licenses/by/3.0)], from Wikimedia Commons: S. 41; Friedemann Leh [CC BY-SA 3.0 (https://creativecommons.org/licenses/by-sa/3.0)], from Wikimedia Commons: S. 21 li.; James K. Lindsey [CC BY-SA 3.0 (https://creativecommons.org/licenses/by-sa/3.0)], from Wikimedia Commons: S. 32 o.; Liondelyon [GFDL (http://www.gnu.org/copyleft/fdl.html)], from Wikimedia Commons: S. 68 o.; Metropolitan Museum of Art [Public domain]: S. 38; Barbara Pechmann: S. 15, 16; Stemonitis [CC BY-SA 2.5 (https://creativecommons.org/licenses/by-sa/2.5)], von Wikimedia Commons: S. 68 u.; Hedwig Storch [CC BY-SA 3.0 (https://creativecommons.org/licenses/by-sa/3.0)], from Wikimedia Commons: S. 46: Wikimedia Commons [Public domain]: S. 9; Illustrationen: Daniela Barbist: S. 17, 57, 60, 69, 71. Alle anderen Fotos stammen dankenswerterweise von der Autorin.

Bibliografische Information der Deutschen Nationalbibliothek
Die Deutsche Nationalbibliothek verzeichnet diese Publikation in der Deutschen Nationalbibliografie; detaillierte bibliografische Daten sind im Internet unter http://dnb.d-nb.de abrufbar.

Hinweis: Dieses Buch wurde auf chlorfrei gebleichtem Papier gedruckt. Die zum Schutz vor Verschmutzung verwendete Einschweißfolie ist aus Polyethylen chlor- und schwefelfrei hergestellt. Diese umweltfreundliche Folie verhält sich grundwasserneutral, ist voll recyclingfähig und verbrennt in Müllverbrennungsanlagen völlig ungiftig.

Auf Wunsch senden wir Ihnen gerne kostenlos unser Verlagsverzeichnis zu:
Leopold Stocker Verlag GmbH
Hofgasse 5/Postfach 438
A-8011 Graz
Tel.: +43 (0)316/82 16 36
Fax: +43 (0)316/83 56 12
E-Mail: stocker-verlag@stocker-verlag.com
www.stocker-verlag.com

ISBN 978-3-7020-1788-0

Layout und Repro: DSR Werbeagentur Rypka GmbH, 8143 Dobl/Graz
Druck und Bindung: Livonia Print SIA, Lettland

INHALT

FLECHTEN?

Flechten sind allgegenwärtig. Wir finden sie auf Holzzäunen, Dächern, Mauern, ja sogar auf Glas. Sie gedeihen auf dem Boden, auf Steinen und auf Bäumen.

Sie sind das ganze Jahr über präsent und fallen nicht besonders auf. Flechten haben keine Blüten, sind unscheinbar in Form und Farbe und normalerweise nicht sehr groß. Man soll sich von Äußerlichkeiten aber nicht beirren lassen, spielen sie doch für unser Ökosystem eine bedeutende Rolle.

Sie kommen praktisch überall und meist reichlich in der Natur vor, besiedeln stellenweise große, zusammenhängende Flächen und doch übersieht man sie für gewöhnlich, obwohl sie oft farbenprächtig an Mauern oder auf Hausdächern zu finden sind.

Flechten am Dach

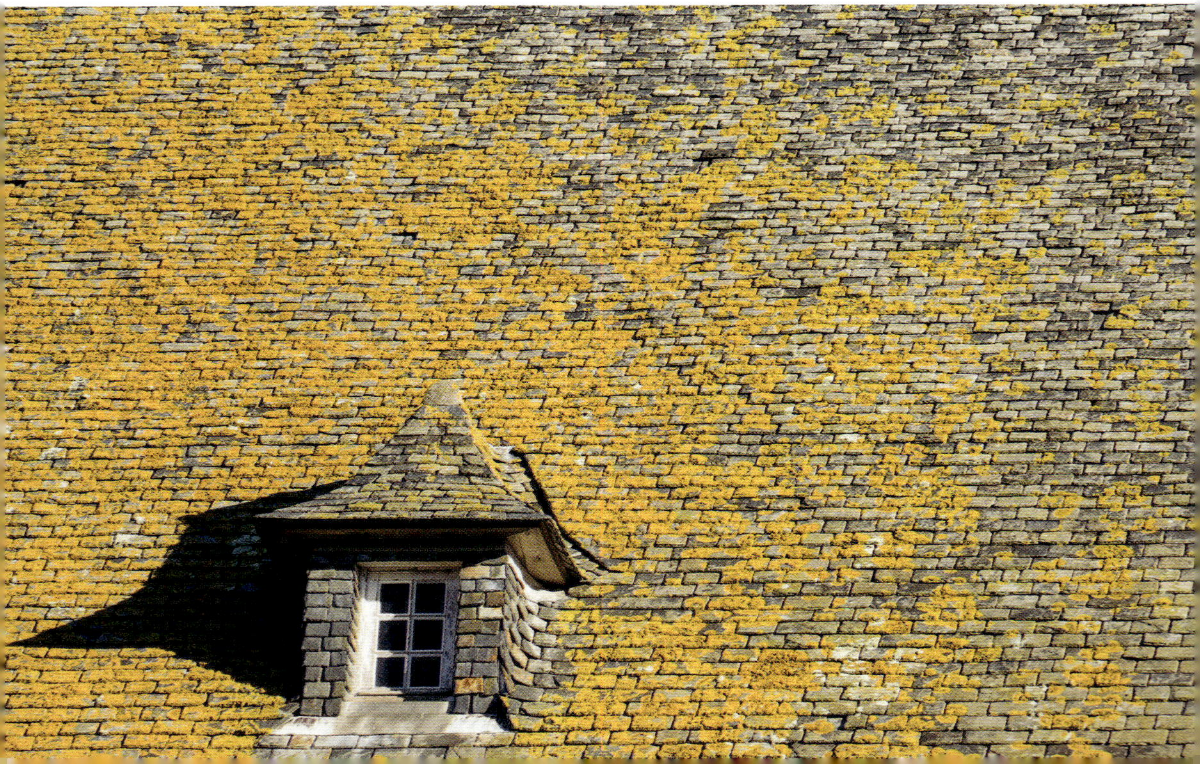

Offenbar werden von uns nur Objekte bewusst wahrgenommen, die sich entweder bewegen oder sich räumlich stärker aus ihrer Umgebung herauslösen. So gesehen haben kleine Pflanzen kaum eine Chance, beachtet zu werden, Interesse zu finden oder Begeisterung auszulösen. In der Tat fallen beim Betrachten einer beliebigen Flechte nur wenige Gemeinsamkeiten mit den vertrauteren höheren Pflanzen auf. Flechten lassen beispielsweise die von den Farn- und Blütenpflanzen her bekannte Gliederung in Wurzel und Spross und dessen Anhangsorgane vollkommen vermissen. Sie scheinen im Gegensatz dazu stark vereinfachte und auf allernotwendigste Einrichtungen beschränkte Lebewesen zu sein. Ihren Vegetationskörper bezeichnet man daher auch als Lager oder Thallus und versteht darunter ein vergleichsweise wenig gegliedertes Gebilde, das noch keinerlei Gemeinsamkeit mit der komplizierten Architektur einer höheren Pflanze erkennen lässt.

In der biologischen Systematik sind Flechten keine Pflanzen, sondern werden den Pilzen zugerechnet, nehmen dort aber eine Sonderstellung als eigene Lebensform ein. Unter Flechten versteht man eine symbiotische Lebensgemeinschaft zwischen einem Pilz und einer Alge. Die Eigenschaften der Flechte unterscheiden sich deutlich von jenen des Pilzes und der Alge, die sie bilden. Bei der Namensgebung für die Flechte orientiert man sich am Pilz, da es meist dieser ist, der Form und Struktur bestimmt.

Flechten sind ausdauernde, zumeist langlebige Organismen, die großflächig in Gebieten mit extremem Klima und kleinflächig in reich strukturierten Ökosystemen auftreten können. Flechten findet man sowohl in Wüsten und Halbwüsten als auch im Hochgebirge, in der arktischen Tundra und in der Antarktis. Aufgrund ihrer Konstitution wachsen Flechten langsam, sodass sie von Natur aus Standorte als Biotope bevorzugen, in denen sie sich weitgehend ungestört durch die Konkurrenz anderer Pflanzen, wie beispielsweise Moose, Farne und höhere Pflanzen, entwickeln können.

In der wissenschaftlichen Sprache werden die Flechten „Lichens" genannt, wobei die Wortwurzeln im Griechischen liegen. Der Begriff leitet sich vom griechischen Wort *leichän* ab und bedeutet „Warze", was auf die Gestalt des Fruchtkörpers hinweist. Doch auch hier ist die Deutung des Begriffes nicht eindeutig: So wurden im Altertum auch manche Lebermoose mit diesem Begriff bezeichnet und in der Medizin sind verschiedene Hauterkrankungen unter dem Namen „Lichen" bekannt, die jedoch mit dem botanischen Begriff „Lichens" nichts gemeinsam haben. Flechten wurden früher entweder den Pilzen, Algen, Korallen oder Laubmoosen zugeordnet. Ohne brauchbare Illustrationen oder Beiziehung von Herbarien war die Verwechslung von Namen, Arten und medizinischen Attributen entsprechend groß.

Wissenschaftler konnten nur wenige fossile Überreste von Flechten finden. Vermutlich besiedelten Flechten die Erde bereits seit Ende des Präkambriums – also seit rund 600 Millionen Jahren. In dieser auch als Ediacarium bezeichneten Epoche entstanden auch die ersten mehrzelligen Tiere. Möglicherweise besiedelten Flechten noch vor den Gefäßpflanzen das Festland. Seit ihrer Entstehung während der Erdfrühzeit waren Flechten sehr erfolgreich. Heute gibt es weltweit mehr als 25.000 Flechtenarten, ungefähr 2.800 davon sind in Österreich heimisch. Flechten sind im Laufe der Geschichte mehrfach unabhängig voneinander entstanden und die einzelnen Arten gehen nicht auf eine gemeinsame Stammart zurück.

In der Vergangenheit fanden Flechten vielseitige Verwendung: in der Volksmedizin, als Nahrungs- und Futtermittel, als Färbemittel. Mit der synthetischen Herstellung von Medikamenten, einer flächendeckenden Versorgung mit Lebensmitteln durch die moderne Landwirtschaft und neuen Färbetechniken geriet die Vielseitigkeit der Flechten in Vergessenheit. Dieses Buch soll dem Leser die Flechte mit ihrer Vielzahl an Facetten näherbringen und in einem umfangreichen Rezeptteil auch Anwendungsmöglichkeiten für die heutige Zeit geben.

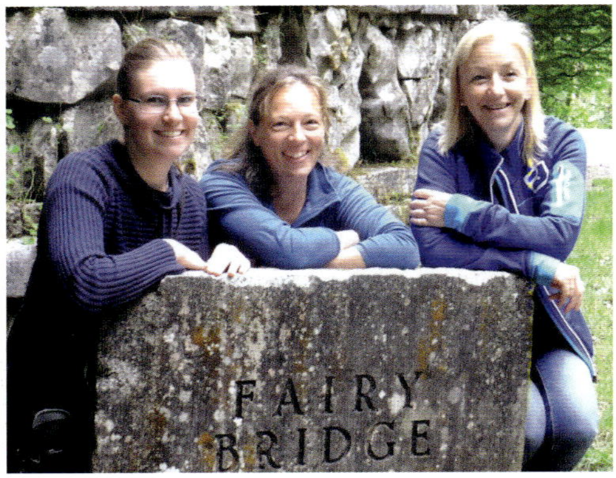

Lough Key, Irland

DOPPELWESEN AUS PILZ UND ALGE

Flechten erinnern an Moose und werden oft mit ihnen verwechselt. Nicht von ungefähr bezeichneten die Isländer eine Flechtenart als Isländisches Moos, weil es gräulich-grün und polsterartig am Boden gedeiht. Die Natur der Flechten war lange Zeit unklar. Erst Mitte des 19. Jahrhunderts entdeckte man die Doppelnatur zwischen einem Pilz und einer Alge, die rein äußerlich nicht sichtbar ist. Lange Zeit haderte man auch damit, unter welche Familie die Flechte einzuordnen sei, denn, botanisch betrachtet, zählen sie nicht zu den Pflanzen, sondern werden den Pilzen zugeordnet.

Der Begründer der binären Nomenklatur von Organismen, der schwedische Naturforscher Carl von Linné, maß in seinem Werk „Species Plantarum" (1753) der Gruppe der Flechten keine besondere Bedeutung zu. Er bezeichnete sie als *rustici pauperrimi*, das Pöbelvolk im Pflanzenreich, und ordnete sie der Gruppe der Algen zu. Im Zuge der technischen Entwicklung und dem Einsatz von Mikroskopen entdeckten Wissenschaftler, dass die Fruchtkörper der Flechten den Fruchtkörpern der Schlauchpilze *(Ascomycetes)* sehr ähnlich sind und die Bildung der Sporen übereinstimmende Merkmale zeigen. Die grünen Körperchen, die man in den Flechten beobachtete, wurden als chlorophyllhaltige Pilzzellen angesehen, die als Gonidien bezeichnet werden. Erst im Jahr 1867 erkannte Simon Schwendener, ein Schweizer Botaniker, dass es sich bei diesen grünen Teilchen in den Flechten um Algen unterschiedlichen Aussehens handelt, die im Pilzgeflecht leben. Der neuentdeckten Wesenheit der Doppelnatur der Flechten aus einem Pilz und einer Alge stieß in der damaligen Fachwelt der Flechtenkundigen (Lichenologen) auf heftigsten Widerstand. Erst Ende des 19. Jahrhunderts setzte sich die Ansicht über die Doppelnatur der Flechten durch. Die Wissenschaft erkannte, dass die Flechtenpilze ohne ihren jeweiligen Algenpartner in der Natur nicht vorkommen und ohne diesen nicht lebensfähig sind.

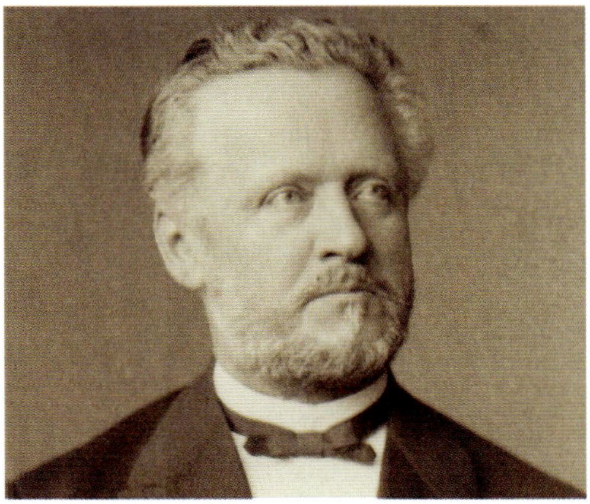

Simon Schwendener, Stadtarchiv Schaffhausen

Auch wenn die Erkenntnisse über die Biologie der Lichen seither deutlich gewachsen sind (so fanden im Jahr 2016 Forscher um Toby Spribille von der Universität Graz heraus, dass einige der häufigsten Flechtengruppen gar nicht aus zwei, sondern aus drei Partnern bestehen – ein zuvor unbekannter Hefepilz formt die Vegetationskörper entscheidend mit und schützt die Flechte vor Feinden), hat sich an ihrer Stellung als Randgruppe nichts geändert. Von Laien oft für Vogelkot, Moose oder Algen gehalten, finden sie selbst bei den meisten Botanikern, Mykologen und Mikrobiologen wenig Beachtung. Der dramatische Rückgang der Flechten in der Natur wird kaum wahrgenommen.

AUFBAU DER FLECHTEN

Am Aufbau einer Flechte ist stets ein Pilz als Symbiosepartner beteiligt, diesen Pilzpartner bezeichnet man als Mykobionten (von griech. *mykes* = Pilz). Meist sind es so genannte Schlauchpilze, die den Symbiosepartner bilden, weniger häufig können es aber auch Ständerpilze sein. Die Pilze, die an der Bildung einer Flechte beteiligt sind, haben ihre Eigenständigkeit verloren. Sie kommen in der Natur nur in Verbindung mit der dazugehörigen Alge vor und sind für sich alleine nicht lebensfähig.

Die Algen, die gemeinsam mit dem Pilz eine Flechte aufbauen, kommen hingegen auch freilebend vor, sie gedeihen auch ohne ihren Symbiosepartner. Als Teil einer Flechte werden sie Photobionten genannt, da Algen zur Photosynthese fähig sind. Meist stammen die an der Flechtenbildung beteiligten Algen aus der artenreichen Gruppe der Grünalgen. Sie sind mikroskopisch kleine, ein- oder mehrzellige Pflanzen, die durch den Pflanzenfarbstoff Chlorophyll grün und zur Photosynthese fähig sind. Der Symbiosepartner kann aber auch eine Blaualge sein – die allerdings keine Pflanze, sondern eine Bakterie ist.

Bei Flechten handelt es sich somit um symbiotische Lebensgemeinschaften, an deren Aufbau unterschiedliche Organismen beteiligt sind, die drei verschiedenen biologisch-systematischen Reichen angehören können: den Pilzen, den (grünen) Pflanzen und den Bakterien.

Der Pilz tritt als nach außen bestimmendes Element auf und ist meist für die Form der Flechte verantwortlich. Eine bestimmte Flechtenart wird stets von ein und derselben Pilzart aufgebaut. Anders stellt sich die Situation beim Photobionten dar: Man findet meist eine spezifische Algen- bzw. Blaualgenart, doch kann es vorkommen, dass ein Pilz mit verschiedenen, nahe verwandten Arten einer Algengattung in Partnerschaft lebt. Dies hat auf sein Aussehen keinerlei Einfluss. Es kommt auch vor, dass einige Pilze Symbiosen mit nicht näher verwandten Photobionten eingehen, wobei es sich hierbei in der Regel um eine Grünalge und eine Blaualge handelt: eine Grünalgenflechte enthält in diesem Fall als dritten Partner auch noch eine Blaualge, wodurch sie sich in Aussehen und Physiologie von ihren verwandten Arten unterscheidet.

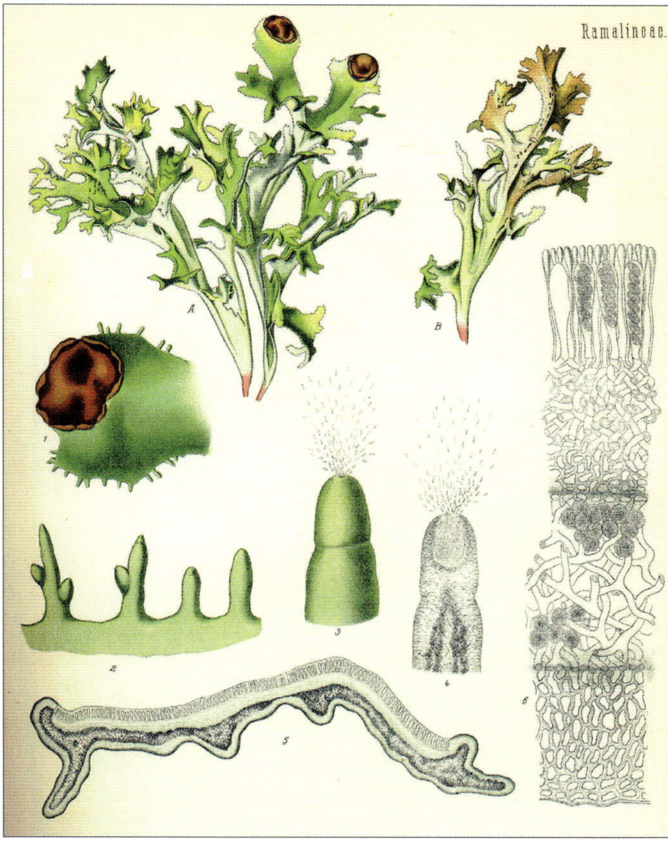

Flechte
Isländisches Moos
(Cetraria islandica)

AB Pflanze in natürlicher Größe;
1 Thalluslappen mit Apothecium, vergrößert;
2 Thallusrand mit den die Spermogonien tragenden Fransen, desgl.;
3 einzelne Franse mit Spermatien entleerendem Spermogonium, stärker vergrößert;
4 dasselbe im Längsschnitt, desgl.;
5 Thalluslappen mit Apothecium im Querschnitt, desgl.;
6 Schnitt durch den Thalluslappen und das Apothecium, sehr stark vergrößert

Abbildung aus Hermann Adolf Köhler: „Köhlers Medizinal-Pflanzen in naturgetreuen Abbildungen und kurz erläuterndem Texte"

Der Pilzpartner (Mykobiont)

Der Großteil der Flechtenpilze gehört zur Gruppe der Schlauchpilze *(Ascomycota)*. Die charakteristischen schlauchförmigen Fortpflanzungsstrukturen (Asci genannt) sind namensgebend für diese Gruppe. Gewöhnlich sind die Fruchtkörper der Schlauchpilze klein und erreichen kaum eine Größe von mehr als einem Zentimeter. Manche Schlauchpilze – wie z. B. Trüffel, Becherlinge oder Morcheln – bilden aber auch auffälligere Fruchtkörper aus. Seltener erfolgt der Aufbau einer Flechte durch so genannte Ständerpilze (Gruppe der Basidiomycota – dazu zählen viele bekannte Speisepilze, wie Steinpilz oder Parasol). Sie verfügen meist über große und auffällige Fruchtkörper und die Bildung der Sporen erfolgt in Sporenständern, Basidien genannt.

Lange Zeit war unklar, welchen Platz Pilze im System der Lebewesen einnehmen. Gemeinsam mit Algen, Moosen und Farnen wurden sie zunächst zu den „niederen Pflanzen" gezählt, man spricht noch heute von der „Pilzflora". Pilze sind jedoch keine Pflanzen, denn sie besitzen kein Blattgrün, das Chlorophyll. Sie sind daher nicht imstande, ihren Energiebedarf mit Hilfe des Sonnenlichts zu decken, und ernähren sich – wie Tiere – von anderen Lebewesen. Als Speicherstoff dient Pilzen tierisches Glykogen, während Pflanzen Stärke verwenden. Anders als die Zellwände von Pflanzen – die aus Zellulose gebildet werden – beinhalten die Zellwände von Pilzen Chitin, einen Stoff, den wir als Panzer von Insekten kennen, der aber im Pflanzenreich nicht vorkommt. Allerdings besitzen die Zellen von Pilzen Zellsafträume (Vakuolen) und Zellwände, die wiederum bei Tieren nicht vorkommen. Pilze zählen somit weder zu den Pflanzen noch zu den Tieren. Sie bilden ein selbständiges Reich, zu dem sowohl Einzeller (beispielsweise Hefe) als auch Vielzeller (wie Schimmelpilze, Schlauchpilze oder Ständerpilze) gehören. Als Zersetzer ernähren sich Pilze von totem organischem Material. Als Parasiten gedeihen sie auf lebendigen Organismen – auf Pflanzen, Tieren oder anderen Pilzen, die sie dadurch schädigen. Als Symbionten hingegen leben sie mit (höheren) Pflanzen in einer engen Gemeinschaft, von der beide Partner profitieren.

Algen und Blaualgen (Photobionten)

Anders als die Pilze kommen die Algen, die man in der Flechtengemeinschaft findet, auch außerhalb der Symbiose, also freilebend, vor. Die meisten Flechtenalgen gehören zu den Photosynthese betreibenden Grünalgen mit ihren mehr als 7.000 Arten. Der Name Grünalge rührt daher, dass die grünen Farbpigmente (das Chloropyll) nicht von anderen Farbstoffen überdeckt werden.

Ein Großteil der Grünalgen (mehr als 90 %) lebt im Süßwasser (im freien Wasser, aber auch am Gewässergrund) und nur wenige Arten besiedeln küstennahe Meeresbereiche. Manche leben auch an feuchten Standorten an Land, wie etwa auf der Wetterseite von Felsen und Bäumen, an Hausfassaden usw. Sie sind aber auch auf dem Waldboden und sogar im Schnee zu finden.

Neben Grünalgen können aber auch Blaualgen als Symbiosepartner von Flechten beteiligt sein. Blaualgen enthalten einen blauen Photosynthese-Farbstoff, das Phycocyanin, das ihnen den Namen verleiht. Die Bezeichnung „Blaualge“ ist jedoch irreführend, weil es sich hier um keine Pflanze, sondern um Bakterien handelt. Es wird daher heute überwiegend die Bezeichnung Cyanobakterien für Blaualgen verwendet.

Blaualgen oder Cyanobakterien gibt es bereits seit zirka 3,5 Milliarden Jahren und sie gehören zu den ältesten Lebensformen. Schon damals bildeten sie im seichten Meerwasser Kalkablagerungen (Stromatolithen – vom griechischen Wort *stroma* für Lager oder Decke und *lithos* für Gestein). Diese fossilen Stromatolithen sind die ersten durch Lebewesen aufgebauten Strukturen und die Blaualgen, ihre Erzeuger, betrieben bereits Photosynthese und veränderten dadurch wesentlich die Zusammensetzung der Atmosphäre. Die Fähigkeit zur oxygenen Photosynthese, bei der Sauerstoff freigesetzt wird, unterscheidet die Blaualgen von anderen Bakterien. Viele Blaualgen sind imstande, Luftstickstoff zu fixieren, eine Fähigkeit, die in der Flechtensymbiose dem Pilz zu Gute kommt.

Blaualgen können ein- oder vielzellig sein. Bei vielzelligen Arten liegen die Zellen entweder hintereinander und bilden dann lange Fäden oder aber die Zellen sind flächig oder räumlich angeordnet. Blaualgen sind auf der gesamten Erde verbreitet und man findet sie sowohl im Süßwasser als auch im Meer. Aber auch an Land, wo sie Böden, Baumrinden und Felsen überziehen, kann man Blaualgen antreffen. Mehrere Gattungen bilden mit anderen Lebewesen Symbiosen, nicht nur in Flechten. In unseren Breiten sind weniger als 10 % aller Flechten Blaualgenflechten, die meist anhand ihrer gallertigen Konsistenz erkennbar sind.

GESTALT UND FÜLLE DER FLECHTE

Der Pilz ist grundsätzlich formgebend, gibt dieser einzigartigen Lebensgemeinschaft ihre morphologischen Merkmale und ermöglicht Flechtenforschern, die Flechte einer bestimmten Gruppe zuzuordnen. Mit der Fähigkeit zur Photosynthese ist die Alge für die Produktion von Nähr- und Baustoffen verantwortlich und sorgt so für ein Wachstum des Flechtenkörpers. Diesen Flechtenkörper – der nicht wie bei Farnen und höheren Pflanzen in Wurzel, Stamm und Blatt gegliedert ist – bezeichnet man als Lager oder Thallus. Seine Größe variiert von wenigen Millimetern bis zu einigen Metern Länge, aber unabhängig davon, wie groß eine Flechte ist oder wie sie aussieht, offenbart sich ihr einzigartiger Aufbau, ihre „Doppelnatur", dem Betrachter erst unter dem Mikroskop. Erst bei entsprechender Vergrößerung erkennt man, dass ein solches Lager aus einem Geflecht von Pilzfäden besteht. Diese so genannten Hyphen, die den größten Teil der Flechte ausmachen, sind mehr oder weniger dicht miteinander verflochten. Mal sind sie so dicht vernetzt, dass man einzelne Hyphen nicht mehr erkennen kann, mal bilden sie ein loses Geflecht nebeneinanderliegender Fäden.

Eingebettet in diesem Geflecht aus Pilzhyphen liegen die Algen. Der Pilz wäre, was seine Ernährung betrifft, ohne die Alge vollkommen hilflos. Die Alge ist für das Funktionieren dieser Partnerschaft unerlässlich. Meist handelt es sich um einzellige Algen, die kugelig oder eiförmig sind; seltener kommen in Flechten auch mehrzellige Algen vor, die fadenförmig sein können oder auch kleine flächige Formen bilden.

Das „Naheverhältnis" zwischen den beiden Symbiosepartnern kann verschiedene Ausprägungen haben: Umschließt der Pilz die Algen mit seinen Hyphen nur locker, so spricht man von Kontakthyphen. Umgeben die Pilzfäden die Algenzellen hingegen sehr eng und fest, spricht man von Klammerhyphen. Doch egal ob Kontakthyphen oder Klammerhyphen, in beiden Fällen bleiben Pilz und Alge voneinander getrennt. Der Stoffaustausch erfolgt durch Diffusion über spezielle Kanäle in den Zellmembranen. Der Pilz kann bestimmte Stoffe abgeben, um die Durchlässigkeit der Algenmembran zu beeinflussen.

Der Pilz kann aber auch Ausstülpungen – Haustorien genannt – bilden, mit denen er in das Innere der Algenzelle eindringt, um auf diese Weise an die Photosynthese-Produkte seines Algenpartners zu gelangen. Dadurch wird die Alge stark vergrößert und mehr oder weniger geschädigt, bis hin zum Absterben der angezapften Algenzelle.

Üblicherweise findet man Algen in der Flechte nur in einer bestimmten Schicht, man spricht daher von heteromeren Flechten. Da Algen für die Photosynthese Licht benötigen, liegt diese algenführende Schicht verhältnismäßig nah an der Oberfläche, umgeben von einem lockeren Hyphengeflecht, das ausreichend Luft für den Gasaustausch ermöglicht. Oberhalb und unterhalb der Algenschicht besteht der Flechtenkörper ausschließlich aus Pilzhyphen, die in den äußeren Zonen äußerst dicht sind und in Anlehnung an die höheren Pflanzen auch als „Rinde" bezeichnet werden. In diesen Rindenzellen können große Mengen an Farbstoffen eingelagert sein, die den Flechten ihre oft prächtige Färbung geben.

PILZ UND ALGE – GLEICHBERECHTIGTE PARTNER?

Unter einer Symbiose versteht man die Vergesellschaftung von Individuen zweier unterschiedlicher Arten zu deren beiderseitigem Vorteil. Je nach dem Grad der wechselseitigen Abhängigkeit werden verschiedene Formen unterschieden: Bauen Alge und Pilz gemeinsam eine Flechte auf, so ist dies eine obligatorische Symbiose, denn der Pilz ist alleine nicht mehr lebensfähig. Das besondere an der Symbiose von Pilz und Alge ist, dass hier eine neue, einmalige Lebensform (die Flechte) entsteht. Beide Partner, Pilz und Alge, ziehen einen Vorteil aus dieser Lebensgemeinschaft: Die Algen werden vom Pilz vor äußeren Einflüssen, wie vor zu hoher Sonneneinstrahlung (UV-Strahlung) oder vor Tierfraß, geschützt und mit Wasser und Mineralstoffen versorgt. Diese Mineralstoffe werden durch Flechtensäuren aus dem Substrat gelöst oder direkt aus der Luft aufgenommen. Da im Geflecht der Pilzhyphen die Feuchtigkeit weniger stark schwankt, ist die Alge im Flechtenkörper auch besser vor Austrocknung geschützt. Und der Pilz liefert der Alge über seine Atmung das für die Photosynthese benötigte Kohlendioxid.

Dennoch liegt der Vorteil dieser Partnerschaft eindeutig auf der Seite des Pilzes, der in seinem Kohlenhydratstoffwechsel vollständig auf die Alge angewiesen ist. Bis zu 40 % der von den Algen hergestellten Kohlenhydrate werden an den Pilz abgegeben. Die Versorgung des Pilzes mit Zucker bzw. Zuckeralkoholen erfolgt über die Algen. So liefern Grünalgen ihrem Symbiosepartner für ihn leicht verdauliche Zuckeralkohole, wie Ribit oder Sorbit, Blaualgen dagegen versorgen den Pilz mit Glucose. Überspitzt formuliert, könnte man sagen, der Pilz stellt anfänglich die Wohnung zur Verfügung und lebt fortan vom Mieter, der Alge. Der Pilz stellt keinerlei Stoffwechselprodukte zur Verfügung und kontrolliert Wachstum und Zellteilungsrate der Alge. Außerdem wird eine sexuelle Vermehrung der Alge unterdrückt, während sich Flechtenpilze weiterhin sowohl vegetativ als auch sexuell vermehren.

Manche Flechtenforscher gehen daher von der Bezeichnung als „Symbiose" ab und benennen das Zusammenleben beider vielmehr als „kontrollierten Parasitismus", bei dem die Algen in der Flechte eher die Rolle von Nutzpflanzen spielen.

Die Symbiose innerhalb der Flechte wird wieder aufgelöst, wenn sich die Umweltbedingungen für einen der beiden Partner verbessern. Findet z. B. der Pilz plötzlich Umweltbedingungen vor, die für ihn vorteilhafter sind, als in der bisherigen Symbiose, dann verlässt er die Zweckgemeinschaft und der andere Partner (Alge oder Bakterie) geht unter.

FLECHTENGRUPPEN

Formgebendes Element für den Flechtenkörper ist der Pilz und anhand von Wuchsform und mikroskopischem Aufbau können Flechten nach verschiedenen Gestaltstypen eingeteilt werden: in Krustenflechten, Blatt- oder Laubflechten, Strauchflechten und Gallertflechten. Bei diesen Gruppen handelt es sich allerdings nicht um eine systematische Kategorie, sondern die Einteilung erfolgt anhand der nach außen sichtbaren Form.

KRUSTENFLECHTEN

Das Lager ist geschichtet oder ungeschichtet und wächst auf oder im Substrat.

Krustenflechten überziehen als dünne, zusammenhängende Überzüge Steine, Felsen, Mauern, Holz oder Baumstämme. Selbst auf Pflanzenresten, Moosen oder Erde kann man ihre körnigen, schorfigen Lager finden. Krustenflechten liegen mit der gesamten Unterseite am Substrat oder sind mit ihm verwachsen. Daher können Krustenflechten auch nicht ohne Beschädigung vom Substrat abgelöst werden. Es gibt auch Krustenflechten, die nicht auf, sondern im Gestein leben. Dies ist vor allem auf Kalk häufig, dessen Oberfläche mit Hilfe von Flechtensäure aufgeweicht wird, damit sich das Lager in die Gesteinsschicht einnisten kann. Charakteristisch für die Krustenflechten ist ihr sehr langsames Wachstum. Sie können mehrere Hundert Jahre alt werden –

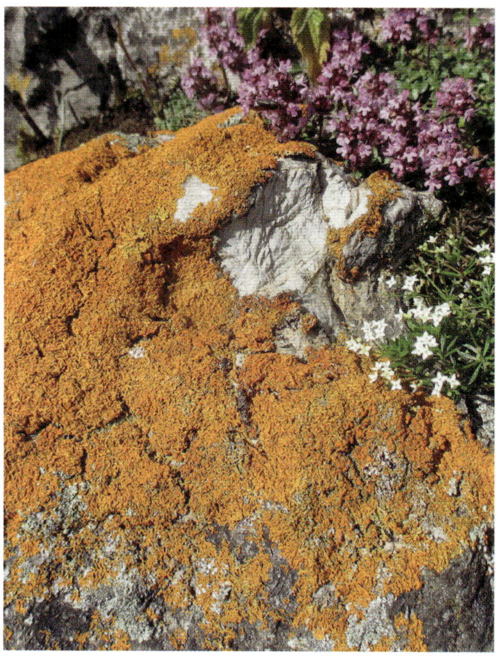

Krustenflechten, Junsalm

vereinzelt sogar mehrere Tausend Jahre – und zählen somit zu den ältesten lebenden Organismen der Welt.

Vertreter von Krustenflechten stehen auf verschiedenen Entwicklungsstufen und zeigen oft große Unterschiede bezüglich ihres Aufbaus. So findet man sehr primitive Formen, die kaum mehr sind als Pilzhyphen mit dazwischenliegenden einzelnen Algenzellen. Es gibt Krustenflechten, die nicht aus zusammenhängenden Körpern, sondern aus einer Reihe von einzelnen Thalluskörpern (den Areolen) bestehen, die mal dichter, mal weniger dicht zusammengeschlossen sind. An vielen Krustenflechten findet man eine Scheinrinde aus abgestorbenen Zellen, die laufend abgestoßen und von innen nachgebildet wird. Die so entstehende Kruste kann sogar mehrere Millimeter stark sein. Daneben findet man aber auch hoch entwickelte Formen, die z. B. langgestreckte oder verbreiterte Randloben ausbilden, wodurch eine Ähnlichkeit mit Blattflechten besteht.

BLATT- ODER LAUBFLECHTEN

Das geschichtete, blättrige Lager ist zumeist vom Substrat abgehoben, seltener dicht damit verwachsen.

Blatt- oder Laubflechten sind flächig strukturiert, ihr Lager besteht aus abgeflachten, nach außen wachsenden Loben. Diese Form wird als *folios* (vom lateinischen *folium* = das Blatt) bezeichnet. Unter dem Mikroskop erkennt man eine eindeutige Ober- und Unterseite des schön geschichteten Flechtkörpers. Auf eine obere Rindenschicht folgen eine Algenschicht und schließlich eine Markschicht, die aus lockeren Pilzhyphen besteht. Anders als bei den Krustenflechten, bei denen das Mark

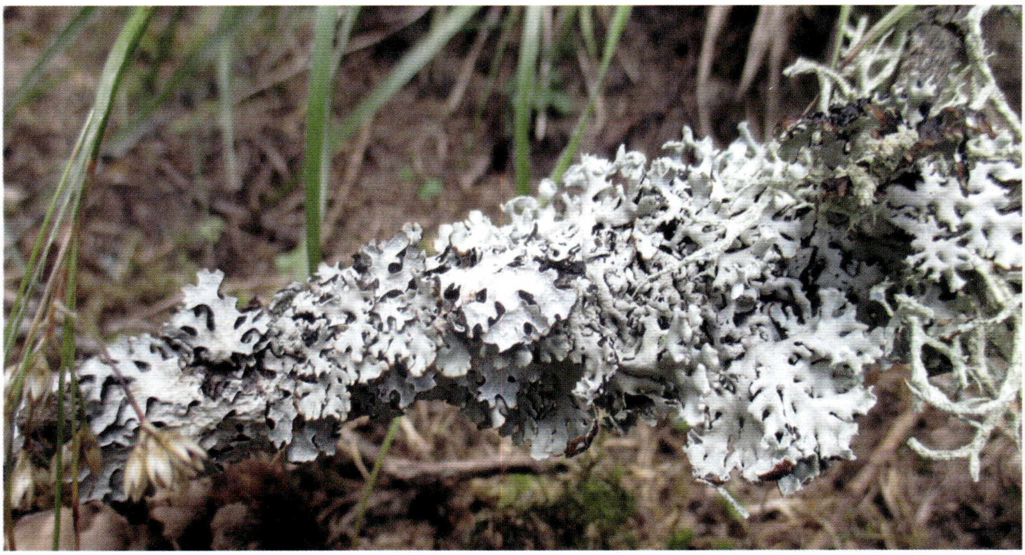

Blattflechten, Junsalm

mit der Unterlage verwachsen ist, schließt bei vielen Blattflechten an das Mark eine weitere Rindenschicht an. Diese untere Rinde schließt den Flechtkörper nach unten hin ab und bildet auch die wurzelartigen Haftorgane (Rhizinen) aus. Daher lassen sich – anders als Krustenflechten – Blattflechten meist leicht von der Unterlage abheben, ohne dabei in einzelne Teile zu zerfallen.

Blattflechten treten sehr formenreich auf und erreichen bisweilen eine beachtliche Größe (wie beispielsweise die Lungenflechte, die über 30 cm erreichen kann), können aber auch verhältnismäßig klein sein. Man findet Blattflechten auf verschiedensten Substraten, sie gedeihen auf Steinen, auf Baumrinden und sogar auf Moosen.

Großteils gehören die Blattflechten zu den so genannten laciniaten Flechten (von lateinisch *lacinia* = Zipfel). Ihr Thallus ist in kleine Läppchen oder Loben gegliedert, die teilweise oder vollkommen auf der Unterlage aufliegen. Bei diesen Arten sind auf der Thallusunterseite besondere Haftorgane, die Rhizinen, entwickelt. Diese dienen lediglich der Verankerung der Flechte mit dem Untergrund und sind nicht für die Wasseraufnahme verantwortlich. Das Wasser wird bei den Grünalgenflechten in Form von Wasserdampf oder tropfbar flüssigem Wasser mit der gesamten Thallusoberfläche aufgenommen. Doch nicht alle Fortsätze, die man bei Blattflechten finden kann, dienen der Verankerung. Oft sind auch einzelne Rindenzellen zu Haaren verlängert, die der Flechte ein filziges Aussehen verleihen.

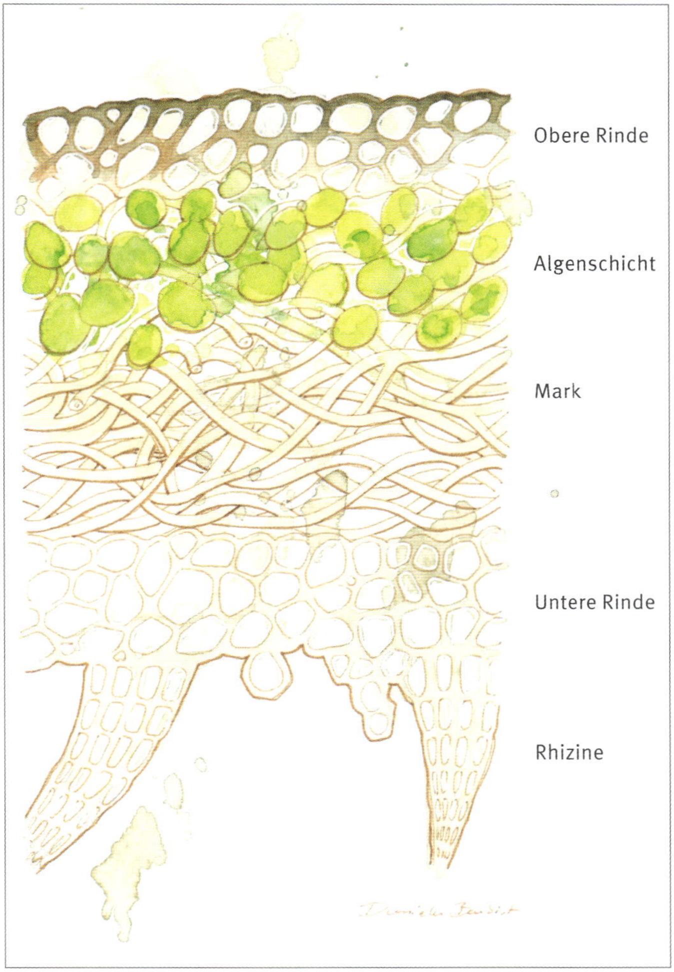

Querschnitt Laubflechte

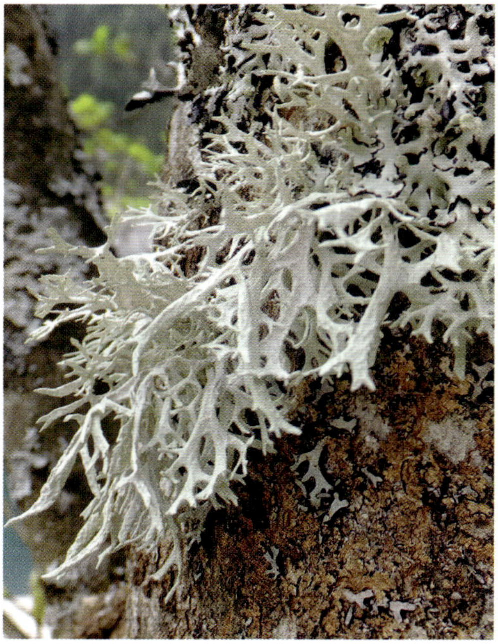

Strauchflechte, Vorderer Gosausee

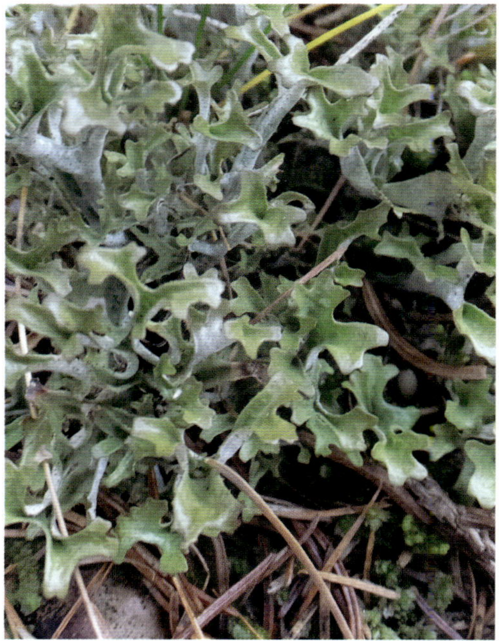

Isländisches Moos, Koralm

STRAUCHFLECHTEN

Strauchflechten wachsen zumeist aufrecht auf der Unterlage (Boden, Gestein).

Strauchflechten können sehr vielgestaltig ausfallen, je nachdem welche Unterlage sie als Wuchsort bevorzugen. Sie können aufrecht stehende Rasen auf dem Boden, auf Erde, auf bemoosten Felsen oder auf mit Moosen überzogenem Moderholz bilden. Andere Strauchflechten hängen in Form von Band- oder Bartflechten von Bäumen, Holz oder Felsen. Meist sind Strauchflechten stark verzweigt, bisweilen nur stiftförmig. Es gibt aber auch Strauchflechten mit abgeflachtem, bandförmigem Körper. Die bekannte Strauchflechte „Isländisches Moos" *(Cetraria islandica)* stellt einen Übergang von Blatt- zu Strauchflechten dar. Denn nach ihrem anatomischen Bau ist sie blattartig, also deutlich in Ober- und Unterseite differenziert gestaltet. Ihre zumeist eingerollten Loben stehen aber aufrecht vom Substrat ab. Aufrecht wachsende Strauchflechten findet man auf unterschiedlichsten Unterlagen, sie bilden dekorative „Flechtenrasen" auf Erde, Faulholz oder auf Felsen.

Es gibt aber auch hängende Strauchflechten, die Bartflechten (Gattung der *Usnea*), die sich durch ein bartartiges, hängendes Lager auszeichnen. Diese sind für gewöhnlich einer Zugbeanspruchung ausgesetzt. Daher entwickeln die meisten Vertreter dieser Wuchsform im Inneren des Lagers einen oder mehrere zentral angeordnete Faserstränge. Im Aufbau erinnern sie an ein Kabel. So sind die Arten der Gattung *Usnea* mit einem Zentralstrang aus lang gestreckten, elastischen und reißfesten Hyphen

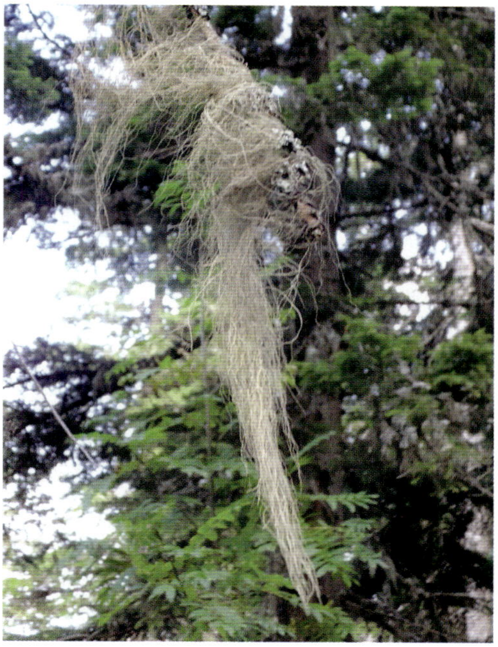

Bartflechte, Gleinalm

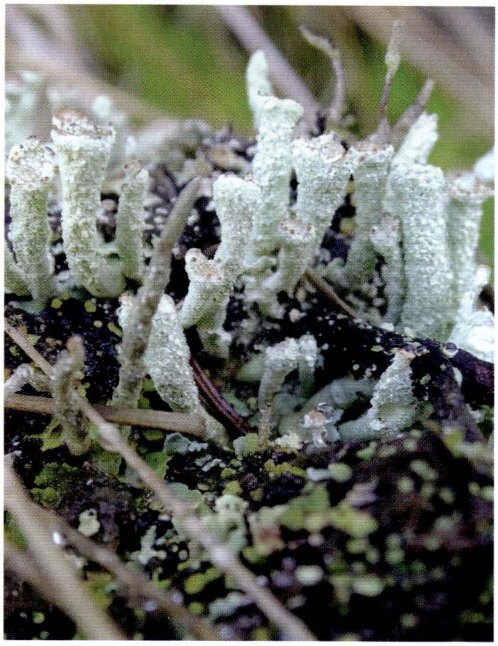

Aufrecht wachsende Strauchflechte, Koralm

ausgestattet. Außer in der Form unterscheiden sich Strauchflechten von den anderen Flechtengruppen auch in ihrem Aufbau: Sie zeigen zwar ebenfalls eine Schichtung, ihre Loben besitzen jedoch keine eindeutige Ober- und Unterseite. Die Schichten sind bei drehrunden Loben konzentrisch („radiär") angeordnet. Die Algen, die für ihre Photosynthese Sonnenlicht benötigen, liegen auch hier unmittelbar unter der Rinde, die den Flechtenkörper allseitig umschließt. Der Körper einer strauchförmigen Flechte, die ein Wachstum nach oben – entgegen der Schwerkraft – anstrebt, muss entsprechend verstärkt werden.

Diese Verstärkung liegt entweder an der Peripherie (in Form einer besonders strukturierten Rinde) oder im Zentrum (als zentraler Strang aus besonders dicht gepackten Hyphen).

GALLERTFLECHTEN

Ihr Lager wird von Blaualgen (Cyanobakterien) aufgebaut, das bei Feuchtigkeit stark anschwellen kann.

Eine weitere Gruppe stellen die Gallertflechten dar. Deren Wuchsform wird von den Photobionten, die hier ausschließlich zu den Blaualgen (Cyanobakterien) gehören, geprägt. Als Mykobiont dient ein Schlauchpilz. Gallertflechten erscheinen zumeist dunkel (braun bis schwarz) gefärbt und lassen keine Schichtung wie die Blattflechten erkennen. Auch wenn für eine Gallertflechte ein Schlauchpilz mit einer Blaualge eine Symbiose eingehen muss, sind nicht im Umkehrschluss alle Blaualgenflechten den Gallertflechten zuzurechnen, nur ein Teil von ihnen besitzt eine gallertige Konsistenz.

Gallertflechten können in sämtlichen Wuchsformen auftreten: krustenartig oder auch mit einem blatt- oder strauchförmigen Thallus, der zumeist sehr klein mit einem einfachen mikroskopischen Aufbau ist. Eine Schichtung fehlt, die Blaualgen sind im gesamten Flechtenkörper verteilt und auch eine Rinde ist selten zu finden. Die äußere Begrenzung der Flechte wird meist von der Gallerthülle der Blaualge gebildet. Pilzhyphen durchdringen in einem lockeren Geflecht die Lagergallerte, wobei die Algenzellen vom Pilz oft nicht berührt werden. Die Gallertflechte bildet auch keine speziellen Flechtenstoffe. Es fehlt daher eine auffallende Färbung des Lagers, die Blaualgen lassen sie dunkel und unscheinbar erscheinen, die Aufnahme von Wasser verändert die Färbung (aufgequollene Gallertflechten sind dann nicht mehr braun, grau oder schwärzlich, sondern olivgrün). Durch die Wasseraufnahme verändert sich auch ihr äußeres Erscheinungsbild: Im trockenen Zustand sind sie hart und spröde und bekommen durch die Aufnahme von Wasser ihr typisches gallertartiges Aussehen. Ihr Volumen vergrößert sich dabei beträchtlich. Zu finden sind Gallertflechten vor allem auf zeitweise sickerfeuchtem Kalkgestein, manche Arten besiedeln aber auch Moose oder Rinden von Bäumen.

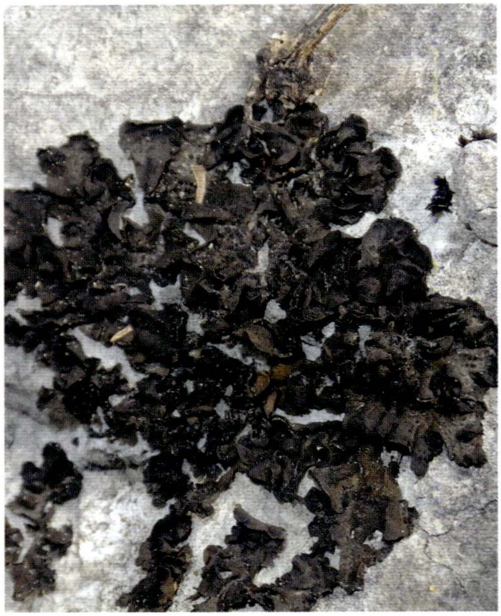

Gallertflechte, Vorderer Gosausee

GIFTFLECHTEN

Giftflechten stellen keine eigene Flechtengruppe anhand der Wuchsform dar, es soll aber darauf hingewiesen werden, dass einzelne Flechtenarten für Tiere giftig sein können. Laut Informationszentrale gegen Vergiftungen am Universitätsklinikum Bonn sind noch KEINE Vergiftungen von Menschen mit Flechten bekannt geworden.

Zu beachten ist jedoch, dass Baummoos und Eichenmoos Duftstoffe mit starken Allergenen enthalten, die bei empfindlichen Menschen Allergien auslösen können. Verwendet werden die würzigen Düfte von Baummoos und Eichenmoos in Parfüms, Shampoos und Kosmetika.

Dagegen gibt es für Tiere durchaus giftige Flechten, wie z. B. Wolfsflechte (*Letharia vulpina*) und Gelbe Fuchsflechte (*Vulpicida pinastri*). Die Wolfsflechte ist eine der auffälligsten, auf Bäumen wachsenden

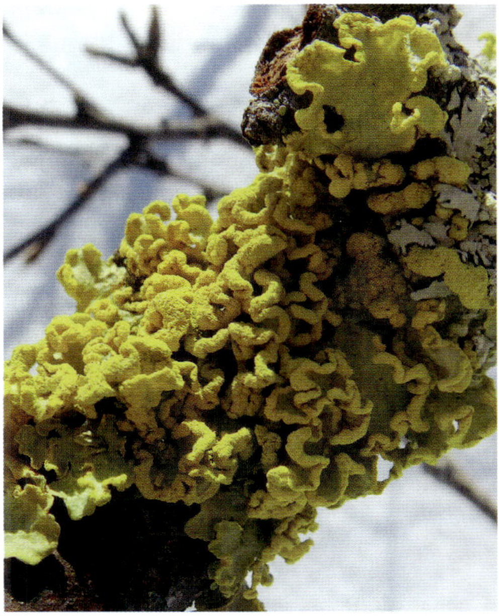

Gelbe Fuchsflechte *(Vulpicida pinasti)*

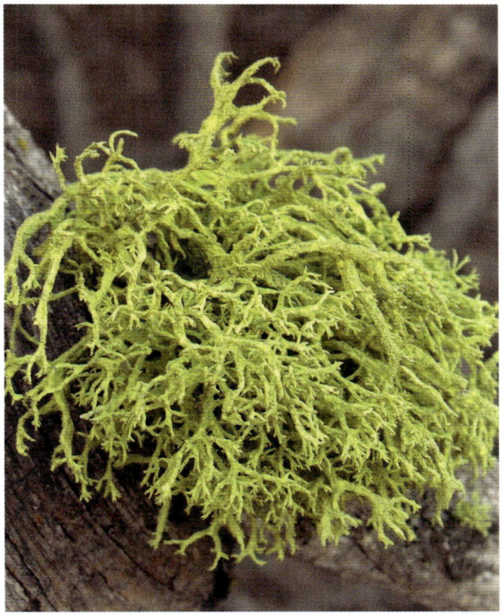

Wolfsflechte *(Letharia vulpina)*

(epiphytischen) Strauchflechten der Alpenflora. Die Flechte leuchtet mit grünlich-gelb gefärbtem Lager und steht vom Substrat strauchig ab. Die Oberfläche der Loben ist runzelig, kantig und mit zylindrischen Isidien (Auswüchse des Flechtenlagers, die leicht abbrechen und der vegetativen Fortpflanzung dienen) dicht bedeckt. Meist kommt sie auf der Borke und auf dem Holz von Lärchen und Zirben im Bereich der montanen bis zur subalpinen Stufe vor, äußerst selten auf der Borke von Fichten. Man findet sie auch auf Brettern, Dachschindeln und Zäunen aus Zirbenkiefer- bzw. Lärchenholz.

Die Wolfsflechte enthält Vulpinsäure, einen Pflanzengiftstoff, der für fleischfressende Wirbeltiere, wie z. B. Füchse oder Wölfe, giftig ist. Vulpinsäure wirkt auf das zentrale Nervensystem und kann innerhalb von 24 Stunden zum Tod durch Atemlähmung führen, wenn die Tiere nicht in der Zwischenzeit wieder frisches Blut fressen. Die giftige Flechte wurde deshalb früher in skandinavischen Ländern auch zum Vergiften von Fleischködern für Füchse und Wölfe eingesetzt. Henssen & Jahns (1974) geben das folgende Rezept an:

Die Flechte wird zerrissen und pulverisiert. Ist sie dabei trocken, so daß sie stäubt, muß man die Nase zustopfen, sonst gibt es Nasenbluten. Das Pulver wird mit Fett und gehacktem Fleisch in einer Pfanne über schwachem Holzkohlenfeuer erwärmt und gerührt, damit es nicht anbrennt. Nachher bringt man dazu frisches Blut und zerriebenen Rentierkäse, so daß es gut riecht. Das Gift wird in Leichen zerrissener Rentiere angebracht, zwischen Haut und Fleisch oder in das Fleisch hineingesteckt. Ein Wolf, der das Gift verschluckt hat, stirbt meist innerhalb von 24 Stunden, wenn er nicht rechtzeitig frisches Blut frißt.

VORKOMMEN

Entscheidend für das Aufkommen vieler Flechtenarten sind die Art und die Stabilität der Unterlage, auf der sie gedeihen, dem Substrat. So können entlang von Bachläufen die älteren, wenig bewegten Felsen am Flechtenbewuchs erkannt werden. Auf frischem, bewegtem Geröll sind noch keine Flechten vorhanden. Erst wenn die Felsbrocken oder das Geröll zur Ruhe gekommen sind, siedeln sich auch die Flechten an. Flechten wachsen und gedeihen unter den verschiedensten Bedingungen. Hinsichtlich der Wuchsorte sind kaum Grenzen gesetzt. Allerdings zeigen die meisten Arten eine enge Bindung an einen bestimmten Untergrund. Sie benötigen beispielsweise einen bestimmten Säuregrad oder andere bestimmte Nährstoffverhältnisse. Nur wenige Flechtenarten kann man auf verschiedenen Substraten antreffen. Man findet Flechten insbesondere auf Gestein, auf Erde und auf abgestorbenem pflanzlichem Material. Als Epiphyten (Aufsitzergewächse) wachsen sie auf Ästen und Stämmen von Bäumen, auf Nadeln oder auch auf immergrünen Blättern.

Außer durch den Säuregrad wird die Flechtenflora auch massiv vom Nährstoffgehalt des Substrats beeinflusst. Insbesondere Stickstoff- und Phosphatverbindungen sind dabei bedeutsam.

- Flechten, die auf Gestein wachsen, werden als **epilithische Flechten** bezeichnet (von griechisch *epi* = auf und *lithos* = Stein). Manche Flechten bevorzugen ein basisches Gestein, wie Kalkstein oder Dolomit. Andere findet man auf saurem Silikatgestein, wie etwa auf Quarz, Gneis oder Basalt. Auch die Wuchsform ist von der Art des Gesteins abhängig, so findet man auf Silikat alle drei Wuchsformen, wie die Krustenflechten, die Blattflechten und die Strauchflechten. Auf Kalk hingegen beobachtet man großteils Krustenflechten. Manche von ihnen leben allerdings nicht auf, sondern als endolithische Flechten im Gestein und fördern dadurch dessen Verwitterung.
- **Epigäische Flechten** (von griechisch *epigaios* = auf der Erde befindlich, oberirdisch) wachsen direkt auf dem Boden. Auch hier ist die Artenzusammensetzung der Flechtenflora vom herrschenden pH-Wert abhängig. So bevorzugen viele Flechten kalkreiche Erde oder Rohhumus. Aber auch auf Silikatböden findet man reiche Flechtengemeinschaften. Verschiedene Krustenflechten überziehen offene Bodenflächen und liefern so einen wichtigen Beitrag zum Erosionsschutz. Man kann beobachten, dass sich unter diese Krustenflechten-Gemeinschaften

bald Strauchflechten und schließlich auch Moose ansiedeln. Bei günstiger Nährstofflage werden die Flechten allerdings oft von höheren Pflanzen verdrängt.

- Man findet Flechten aber auch auf Pflanzen wachsend, diese werden dann als **epiphytische Flechten** bezeichnet (von griechisch *epi* = auf und *phyton* = Pflanze). Besonders Rinden und Borken von Bäumen bieten Flechten eine geeignete Unterlage. Dabei bevorzugen manche Flechten ganz bestimmte Baumarten, wobei die Beschaffenheit der Rindenoberfläche entscheidend ist. Manche Flechten bevorzugen hartes Holz, andere wiederum weiches, morsches Holz. Manche Flechten zeigen eine Vorliebe für saure Rinden (Birke, Erle oder Fichte), andere für basenreiche Rinden (Holunder, Nussbaum oder Ahorn). Nadelbäume bieten ein weniger geeignetes Substrat, weil sich ihre Rinde leicht abschuppt und weniger Wasser speichert. Der höhere Säuregrad und die größere Harzproduktion wirken sich zudem nicht besonders günstig auf das Flechtenwachstum aus.

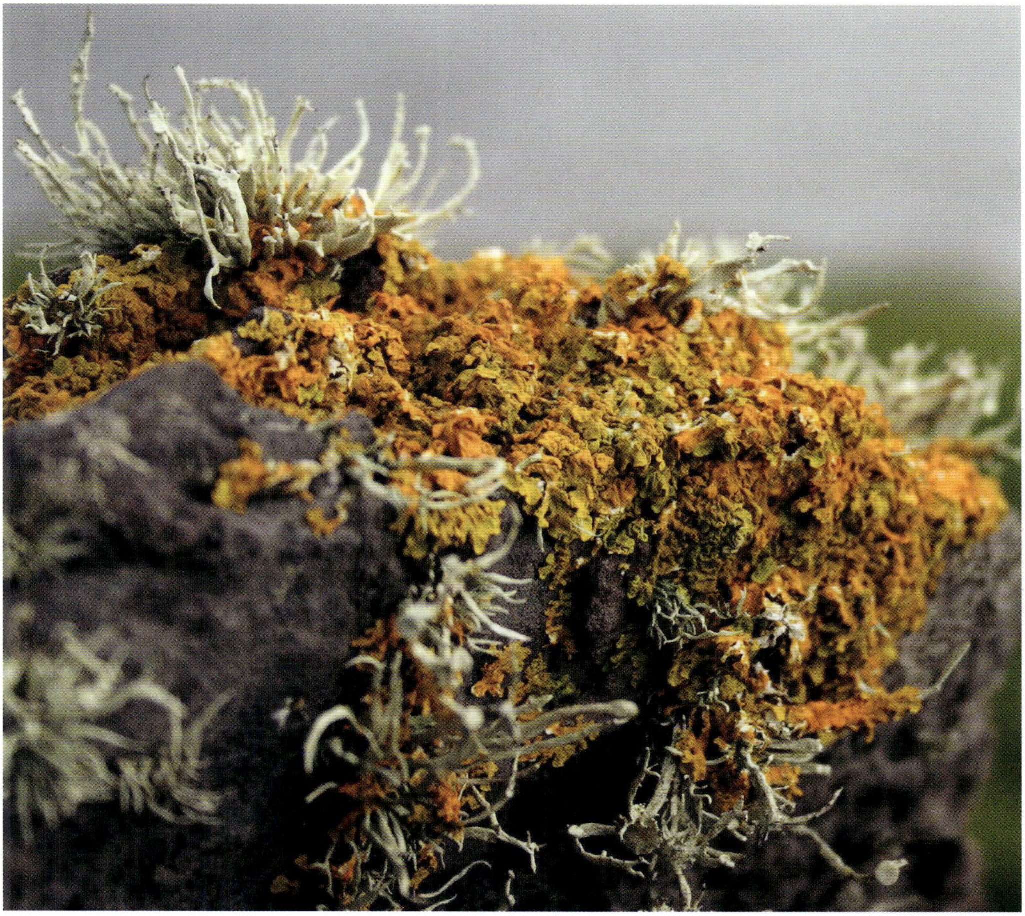

Epilitischer Flechtenwuchs auf Stein, Nordnorwegen

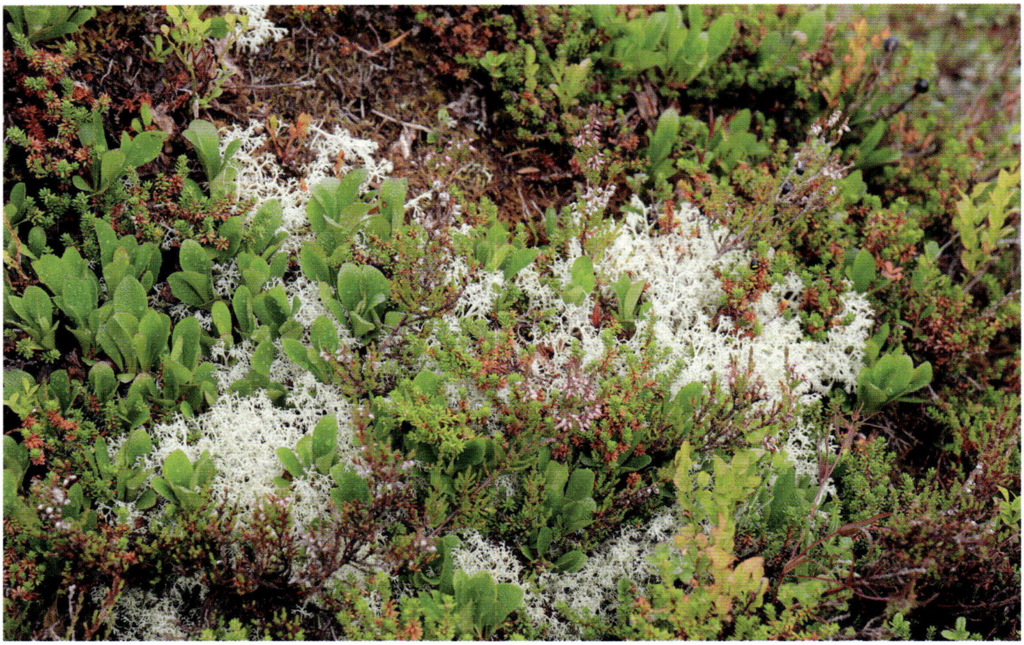

Epigäische Flechte (Rentierflechte), Norwegen

Flechten besiedeln sogar die Blätter von Laubbäumen und Nadeln der Nadelbäume. Insbesondere in den Tropen und Subtropen gedeihen viele epiphytische Flechten auf den immergrünen Blättern von Laubbäumen. Eine besondere Flechtenart wächst dort ausschließlich auf den Stacheln von Kakteen! Es gibt auch Flechten, denen andere Flechten als Substrat dienen. Dabei bilden sich oft charakteristische Abfolgen aus, wobei verschiedene Arten übereinanderwachsen. Manche dieser Flechten sind aber auch parasitisch: Sie befallen andere Flechten und bemächtigen sich ihrer Algen. Ihres Photobionten beraubt, stirbt die Wirtsflechte schließlich ab.

Flechten findet man auch an Standorten, wo man sie nicht vermuten würde: So gedeihen manche Arten zum Beispiel bevorzugt auf mit Schwermetall angereichertem Boden und Gestein, wie beispielsweise auf Erzschlacken. Da Schwermetalle eigentlich Stoffwechselgifte sind, haben diese Flechten eine Methode entwickelt, diese zu inaktivieren und in bestimmten Schichten ihres Lagers zu speichern. Der Schwermetallgehalt dieser Flechten kann bis zu 9 % ihres Trockengewichtes betragen!

Es gibt auch Flechten, die zeitweise oder sogar permanent im Wasser leben. Manche dieser spezialisierten Flechten sind an einen bestimmten Salzgehalt gebunden, sie gedeihen daher nur in Küstennähe. Manche dieser salzliebenden Flechten besiedeln sogar die Gehäuse von Meerestieren, auf dem Panzer der Riesenschildkröte von Galápagos lassen sich Flechten finden und einem Rüsselkäfer aus Papua Neuguinea dient der Flechtenbewuchs als Tarnung.

Flechten gedeihen auch auf vielen von Menschen geschaffenen Substraten. So besiedeln sie Mauern, Dächer, Zäune und

Pfosten aller Art. Sie wachsen sogar auf Metall, auf Glas, Stoff, Leder und auf Kunststoffen.

Flechten findet man von den Wüsten bis zu den Polen. Es gibt kaum klimatische Bedingungen, an die sie sich nicht angepasst haben. Sie gedeihen am Äquator genauso wie in den Polarregionen, in tropischen Regenwäldern ebenso wie in Wüsten. Überall dort, wo die Bedingungen für höhere Pflanzen zu schlecht werden, nehmen Flechten deren Platz ein. Flechten besiedeln die extremsten Standorte der Erde, oftmals bilden sie auch die Grenze der Vegetation. Für Flechten bedrohlich werden hingegen Flächen mit intensiver Landwirtschaft, Flachmoore, Seen und Meere. Rar sind sie außerdem in vielen urbanen Zentren – insbesondere in modernen Städten mit viel Industrie, einem hohen Verkehrsaufkommen und wenig alter Bausubstanz.

Viele Gebiete wurden im Hinblick auf ihre Flechtenflora noch nicht wissenschaftlich untersucht. Dennoch zeichnet sich eine generelle Tendenz ab: Die gemäßigten Klimazonen sind verhältnismäßig artenreich, sowohl hinsichtlich ihrer Artenzahl als auch ihrer Individuendichte. Der Verbreitungsschwerpunkt der Flechten liegt in kalten Klimazonen. Dort ist ihre Konkurrenzkraft am größten. Je kälter es wird, desto höher ist daher der Anteil der Flechten im Vergleich zu den Gefäßpflanzen. Bereits in der boreal-subarktischen Region gibt es ebenso viele Flechtenarten wie höhere Pflanzen. In der arktischen Region steigt ihre Anzahl sprunghaft an, bis schließlich die Flechten dominieren. In Grönland etwa gedeihen doppelt so viele Flechten wie höhere Pflanzen, in Spitzbergen sind es sogar dreimal so viele Flechtenarten. Am extremsten ist das Verhältnis in der Antarktis, wo man nur noch zwei Blütenpflanzen, aber mehr als 300 Flechtenarten findet. Flechten müssen in diesen Regionen nicht nur mit kalten Temperaturen, sondern auch mit zeitweiser großer Trockenheit zurechtkommen. Hier macht sich ihre wechselfeuchte Lebensweise bezahlt: Flechten können lange Zeit in einer Art Trockenstarre verbringen. Doch sobald Wasser verfügbar ist, wird ihr Stoffwechsel umgehend wieder aktiv. Sie haben die Fähigkeit, auch noch bei Minustemperaturen gewinnbringend Photosynthese zu betreiben. In dieser Hinsicht sind Flechten auch den kälteresistentesten Gefäßpflanzen überlegen.

Gebirge, vor allem die Hochgebirgszonen, bilden vergleichbar extreme Lebensräume wie die polaren Regionen. Mit zunehmender Höhe verschiebt sich auch hier rasch das Verhältnis von Flechten zu Gefäßpflanzen zugunsten der Flechten. Jeder, der schon einmal im Hochgebirge unterwegs war, weiß: In der Gipfelregion sind nur noch Flechten den klimatischen Bedingungen gewachsen. Solange geeignetes Substrat vorhanden ist, scheint es für Flechten auch kaum ein Höhenlimit zu geben –

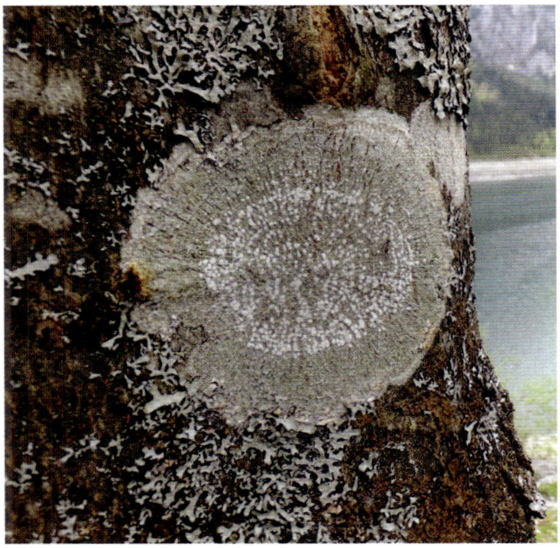

Epiphytische Flechte, Vorderer Gosausee

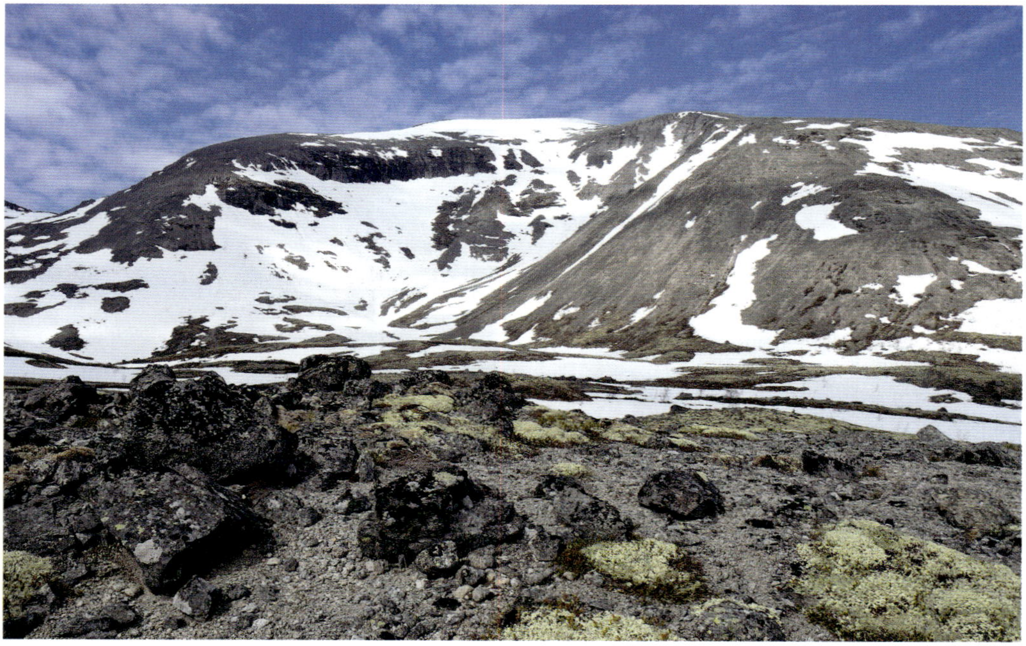

Polare Steinwüste, Chibinen (RUS)

so wurden im Himalaya-Gebirge Flechten in einer Höhe von 7.400 Metern nachgewiesen.

Manche Hochgebirgsspezialisten unter den Flechten haben einen besonders dunkel gefärbten Thallus. Die dunkle Färbung hilft ihnen, auch bei niedrigen Außentemperaturen eine optimale Temperatur für die Photosynthese zu erreichen. Je nach Standort müssen Flechten eine lange Schneebedeckung ohne größere Probleme überdauern. Eine Schneedecke isoliert zwar hervorragend, doch wird dadurch das für die Photosynthese notwendige Licht vermindert. Mit zunehmender Meereshöhe steigt die UV-Strahlung stark an. Viele Flechten bilden eine grün-blaue oder schwärzliche Lageroberfläche aus und gemeinsam mit Kristallen aus Usninsäure bildet diese dunkle Pigmentierung einen Sonnenschutz. Flechten, die im Gebirge wachsen, schützen sich außerdem gegen so genannten Windschliff, indem sie mit einer Schicht von abgestorbenen Pilzhyphen einen Schutzmantel über dem Lager bilden. Damit die Photosynthese-Leistung dennoch nicht sinkt, ist diese Schicht bei vielen Flechten glasklar und durchsichtig.

Trockenheit bereitet Flechten genauso wenige Probleme wie Hitze oder Kälte. In Halbwüsten oder Wüsten sind Flechten oft die einzigen Besiedler. Flechten sind wechselfeuchte Organismen, die ihren Wasserhaushalt nicht selbst regeln können, das heißt, sie besitzen keine Wurzeln zur aktiven Wasseraufnahme und haben auch keinen Verdunstungsschutz. Bei extremer Trockenheit fallen sie somit einfach in eine Trockenstarre. In diesem inaktiven, ausgetrockneten Zustand betreiben sie keine Photosynthese. Die Flechte wird aber umgehend aktiv, sobald sich die Be-

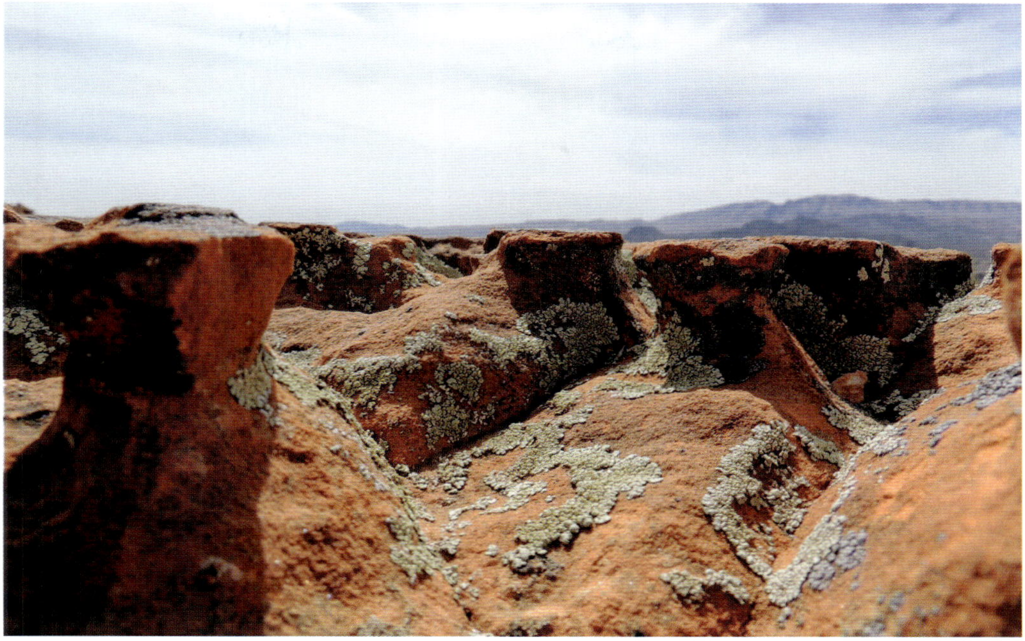

Sandwüste, Utah (USA)

dingungen bessern. Schon wenige Minuten nach der Wasserzufuhr kann wieder eine Photosynthese-Aktivität festgestellt werden, jede noch so kurze Befeuchtung kann genutzt werden. Auch die hohe Strahlungsintensität ist für Flechten in der Wüste kein Problem. Besonders im aktiven Zustand müssen sich Flechten vor zu viel Sonnenstrahlung schützen und bilden dazu spezielle Pigmente aus. In der äußeren Schicht des Flechtenkörpers, in der Rinde, findet man zudem verschiedene Strukturen, die das Licht entweder filtern oder reflektieren beziehungsweise streuen.

Flechten sind also besonders bescheiden und anspruchslos: Sie kommen mit geringen Mengen an Nähr- und Mineralstoffen aus, die im Regenwasser enthalten sind oder aus dem Untergrund gelöst werden. Sie sind ausgesprochen widerstandsfähig gegenüber Hitze- und Kälteeinwirkung. Im trockenen Zustand überstehen sie auch Temperaturen von mehr als 70 °C unbeschadet. Nur im feuchten Zustand sind sie etwas empfindlicher und können bereits bei etwa 40 °C Schaden nehmen oder absterben.

Besonders empfindlich sind Flechten jedoch gegenüber Luftverunreinigung. Ihre Aufnahme von Mineralstoffen aus dem Regen beziehungsweise aus feuchter Luft macht sie gegenüber Schadstoffen, wie zum Beispiel Schwefeldioxid und Stickoxiden, besonders anfällig. So werden den Flechten vor allem durch den Menschen Grenzen in ihrer Verbreitung gesetzt, und das, obwohl ihnen unsere Kulturlandschaft an sich eine Fülle von verschiedenen Lebensräumen und Sekundärbiotopen bietet.

PHYSIOLOGIE DER FLECHTEN

STOFFWECHSEL, WASSERHAUSHALT & WACHSTUM

Die aus der symbiotischen Lebensgemeinschaft von Pilz und Alge entstandene neue Flechte verfügt über viele Eigenschaften, die sich oft grundlegend von jenen der „Ausgangspartner“ Pilz und Alge unterscheiden, wie zum Beispiel hinsichtlich des Stoffwechsels. Dies gilt sowohl für den Primärstoffwechsel, der auf die Erhaltung und auf die Vermehrung des Lebens ausgerichtet ist, als auch für den nicht unmittelbar lebenswichtigen Sekundärstoffwechsel. Solitär in der Natur vorkommende Pilze ernähren sich normalerweise von totem organischem Material, wie beispielsweise Humus, Holz oder Streu, oder als Parasiten von lebenden Organismen. Flechtenpilze dagegen haben ihre Fähigkeit, sich selbständig zu versorgen, zugunsten der Partnerschaft mit der Alge aufgegeben und sind in ihrer Versorgung vollständig von dieser abhängig.

Flechten besitzen keine Möglichkeit, ihren Wasserhaushalt selbst zu regulieren, man zählt sie zu den „wechselfeuchten“ (poikilohydren) Lebewesen. Der Wassergehalt ist abhängig von den am jeweiligen Wuchsort herrschenden Feuchtebedingungen, da ihnen die Möglichkeit, ihren Wasserhaushalt zu regulieren, fehlt. Einerseits haben sie keine Wurzeln, mit deren Hilfe sie Wasser aufnehmen können, andererseits fehlt ihnen der Verdunstungsschutz. Im Unterschied zu den höheren Pflanzen speichern Flechten das Wasser auch nicht in ihren Zellen. Das meiste Wasser befindet sich vielmehr in den Hohlräumen zwischen den Pilzhyphen, in den stark quellbaren Zellwänden des Pilzpartners oder in der Algengallerte.

Flechten sind beinahe vollständig den klimatischen Bedingungen ihrer Umgebung ausgesetzt und haben sich diesem Umstand angepasst. Ist das Wetter trocken, sind die Flechtenlager ausgetrocknet und sie fühlen sich hart und spröde an. Sobald jedoch Regen, Nebel oder Taufall die Flechten benetzt, nehmen die meisten begierig wie ein Schwamm das Wasser auf. Die Aufnahme von Wasser ist bei den Flechten ein ausschließlich passiver physikalischer Prozess. Eine Grünalgenflechte kann 100 bis 300 % ihres Trockengewichts an Wasser aufnehmen. Bei den Gallertflechten kann die Wasserabsorbtionsfähigkeit sogar mehr als 2.000 % des Trockengewichts betragen. Diese außergewöhnliche Wasseraufnahme muss sehr rasch erfolgen, da viele Flechtenarten Extremstandorte besiedeln, wo sie oft nur für kurze Zeit mit Wasser in Kontakt kommen. Ist das Lager zu einem gewissen Grad durchtränkt, erwachen die Flechten zum Leben, ihre Respiration kommt in Gang und unter diesen Bedingungen werden die Flechtenalgen photosynthetisch aktiv. Regnet es den ganzen Tag oder herrscht Nebel, so ist es den Flechten möglich, den ganzen Tag Photosynthese zu betreiben. Bei Sonneneinstrahlung trocknen sie hingegen wieder aus und gehen in einen Ruhezustand, die „Trockenstarre", über. Der Wassergehalt kann dann auf bis zu 2 % des Trockengewichts sinken. Diese rasche Wasserabgabe ermöglicht den Flechten das Überleben: In besonders heißen Gebieten kann dadurch eine negative Stoffwechselbilanz oder Hitzeschäden vermieden werden. Denn nur im ausgetrockneten Zustand sind Flechten in der Lage, extreme Temperaturen oder starke Sonneneinstrahlung unbeschadet zu überstehen. Genauso günstig ist die rasche Verdunstung/Austrocknung in sehr kalten Gebieten, weil mit gefrorenem Wasser kein Stoffwechsel möglich ist. Die für die Flechte lebensnotwendige Photosynthese kann nur bei entsprechender Feuchtigkeit erfolgen. Erfolgt nach der „Trockenstarre" erneut eine Feuchtigkeitszufuhr, wird der Stoffwechsel unverzüglich wieder aktiviert und erreicht bei einem Wassergehalt von 65 bis 90 % seine höchste Leistungsfähigkeit.

Der Wechsel von Austrocknung und Befeuchtung bereitet den Flechten keinerlei physiologische Schwierigkeiten. Sie schaffen es sogar mehrmals am Tag von einem aktiven in einen inaktiven Zustand zu kommen. Eine höhere Pflanze würde durch zu hohe Schwankungen des Wassergehalts oder einen zu hohen Wasserverlust absterben, für die meisten Flechten hingegen ist eine Austrocknung oft sogar lebensnotwendig.

Viele Flechten decken ihren notwendigen Wasserbedarf auch in Form von Dampf. Vor allem für Flechten in Wüsten und anderen ariden Zonen ist diese Form der Wasseraufnahme essentiell für ihre Entwicklung und ihr Vorkommen.

Der ständige Wechsel zwischen Phasen hoher Stoffwechselaktivität und Phasen einer Trockenstarre hat ein sehr langsames Wachstum der Flechten zur Folge. Abhängig von Art und Standort wachsen Flechten zwischen 0,01 und 8 mm pro Jahr, wobei das größte Wachstum bei Flechten in subtropischen Nebelwäldern oder in der Nähe der Meeresküste vorkommt. Die dort vorherrschende geringe Schwankung von Luftfeuchtigkeit ist für ein reges Wachstum verantwortlich.

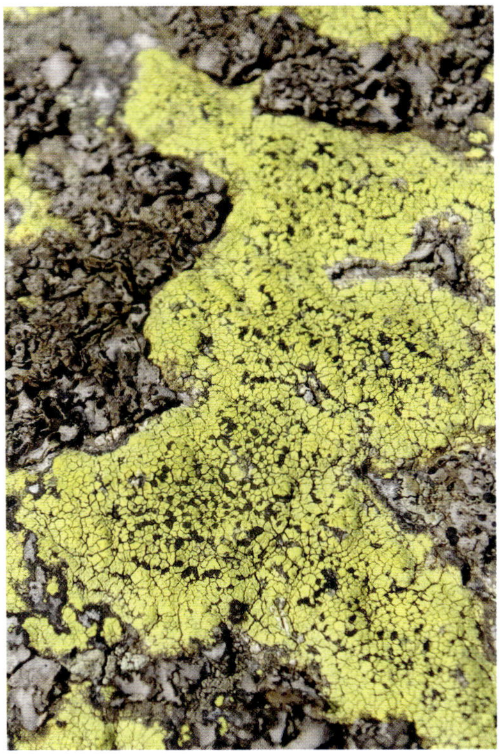

Landkartenflechte, Gleinalm

In der Lebensgemeinschaft „Flechte“ ist es die Alge, die Energie in Form von Photosyntheseprodukten dem Pilzpartner zur Verfügung stellt. Die Alge ist somit der produzierende Teil, der Pilz der konsumierende. Das langsame Wachstum der Flechten ist oft auch auf das Ungleichgewicht der beiden Partner zurückzuführen, da die Algen oder Blaualgen – also die Photobionten – nur rund 10 % des Volumens eines Flechtenkörpers einnehmen, allerdings alleine für die Ernährung des Pilzes zuständig sind.

Im Gegensatz zum langsamen Wachstum steht die extreme Langlebigkeit der Flechten. Das Alter variiert stark zwischen den einzelnen Arten und Wuchsformen: Blatt- und Strauchflechten erreichen in unseren Breiten ein maximales Durchschnittsalter von 30 bis 50 Jahren. Krustenflechten erreichen hingegen ein oft sehr viel höheres Alter, wie zum Beispiel die auch im Vorfeld unserer Alpen anzutreffende Landkartenflechte, die bis zu 1.300 Jahre alt wird.

In der Arktis wurde bei aktiven Flechten ein Alter von 4.500 Jahren festgestellt. Allerdings gehört berücksichtigt, dass Flechten neben physiologisch aktiven Zeiten auch Teile in einem inaktiven, „leblosen“ Zustand verbringen und ihr physiologisches Alter, verglichen mit dem tatsächlichen, somit geringer ist.

Flechten verfügen über einen besonders ausgeprägten sekundären Stoffwechsel, dessen Stoffwechselprodukte bei keiner anderen Pflanzengruppe vorkommen. Diese als Flechtensäure bezeichneten Flechtenstoffe werden in unterschiedlichen Synthesewegen gebildet. Es sind mehr als 700 solcher Flechtenstoffe bekannt, viele davon sind schwer wasserlöslich, oft farblos, andere wiederum auch auffallend gefärbt. Die kräftig-gelbe oder rote Färbung vieler Flechten geht auf den Gehalt an Anthrachinonen zurück, während Usninsäure dagegen für die gelb-grünlichen Färbungen bei vielen anderen Flechten verantwortlich ist. Die Flechtensäuren werden stets vom Pilz hergestellt, allerdings wird auch vermutet, dass Algen am Aufbau anderer sekundärer Stoffwechselprodukte beteiligt sein könnten. Die chemische Zusammensetzung der Flechtenstoffe ist weitgehend bekannt, da sie zu den am besten chemisch untersuchten Organismen gehören. Geschuldet ist dies dem Umstand, dass die von Flechten gebildeten sekundären Stoffwechselprodukte in außergewöhnlich hoher Konzentration vorliegen (durchschnittlich beträgt ihr Anteil zwischen 1–5 % des Trockengewichts, in Extremfällen auch bis zu 25–30 %). Die Tatsache, dass bei einzelnen Arten nur wenige verschiedene Flechtenstoffe auftreten, kann für die Bestimmung und die systematische Einordung einzelner Flechten genutzt werden.

Wenig erforscht ist die Funktion der Flechtensäuren im Stoffwechsel. So weiß man heute, dass einige Flechtenstoffe, wie beispielsweise die Usninsäure, eine antibiotische Wirkung aufweisen, die die Flechte vor einem Angriff durch Mikroorganismen oder Insekten schützt. Manche dieser Säuren wirken auf Pflanzen wachstumshemmend, andere beschleunigen hingegen die chemische Verwitterung von Gestein. Farbige Flechtenstoffe in der Rinde wiederum schützen die Flechtenalgen vor zu starker Sonneneinstrahlung.

VERMEHRUNG

Die Flechte bedient sich zur Fortpflanzung mehrerer Möglichkeiten. Da sie aus zwei oder mehreren Symbiose-Partnern besteht, gestaltet sich die Vermehrung nicht gerade einfach. Wir unterscheiden einerseits die sexuelle und andererseits die vegetative, also die ungeschlechtliche, Vermehrung.

Flechten bestehen, wie bereits erwähnt, aus einem Pilz- und einem Algenpartner, wobei nur eine bestimmte Pilzart mit einer bestimmten Algenart eine bestimmte Flechte aufbauen kann. Anders als die Flechtenpilze, die in der Natur auf die Existenz „ihrer“ Algen angewiesen sind und ohne diese nicht existieren können, kommen zahlreiche Flechtenalgen auch ohne Pilz freilebend vor. Es gelang zwar unter Laborbedingungen, einzelne Flechtenpilze über längere Zeit zu kultivieren, doch ohne Algen kommt es nie zur Ausbildung eines typischen Flechtenlagers. Der charakteristische Flechtenthallus kann also erst beim Kontakt mit den entsprechenden Algen gebildet werden.

Sexuelle Fortpflanzung

Die sexuelle Fortpflanzung bestimmt ausschließlich der Pilz, er unterdrückt sexuelle Vorgänge beim Photobionten (der Alge). Das bedeutet, dass Algen sich nur ungeschlechtlich vermehren können, doch selbst das geschieht unter der strengen Kontrolle des Pilzpartners, dessen Fähigkeit zur sexuellen Vermehrung oft selbst eingeschränkt oder gänzlich verloren gegangen ist.

Wenn sich nun der Pilz vermehren möchte, bildet er in Fruchtkörpern ein- bis mehrzellige Verbreitungseinheiten – die Sporen – aus. Diese können von unterschiedlicher Gestalt sein und sind für die Systematik und Bestimmung von Flechten von großer Bedeutung. Sie sind oft nur unter dem Mikroskop oder mit der Lupe erkennbar. So gibt es schüssel-, napf-, birn-, kugel-, fleck- und strichförmige Fruktifikationsorgane. Bei einigen Arten können sie sogar gestielt sein und haben dann fast die Form von Stecknadeln. Die auf glattrindigen Laubbäumen verbreitete „Schriftflechte“ *(Graphis scripta)* hat ihren Namen von den an Schriftzeichen erinnernden, länglichen und teilweise verzweigten Fruchtkörpern.

Bei jenen Flechtenarten, deren Pilzpartner zu den Ständerpilzen gehört, zeigen sich keine flechten-spezifischen Anpassungen. Die Fruchtkörper dieser Flechten ähneln jenem eines normalen Hutpilzes, der für das ungeschulte Auge nicht als Flechte erkennbar ist. In Aufbau und Entwicklung zeigen sie keine flechtenspezifischen Anpassungen. Bei der überwiegenden Zahl der Flechten ist jedoch der Pilzpartner ein Schlauchpilz. Hier lassen sich charakteristische, flechtentypische Merkmale erkennen. Die scheiben-, napf- oder schüsselförmigen Fruchtkörper (Apothecien) sind vom Flechtenlager in der Regel scharf abgegrenzt. Die Fruchtschicht, also ihre Oberfläche, ist frei sichtbar und kann flach, konkav oder konvex, randlos oder von einem Rand umgeben sein. Bei den Krustenflechten findet man als Fruchtkörper so genannte Perithecien. Diese sind leicht kugelig und fast geschlossen. Die Fruchtkörper einer Flechte können aber auch langgestreckt oder verästelt sein.

Unabhängig von ihrer Form haben die Fruchtkörper jedoch stets dieselbe Funktion: In ihnen entstehen die ein- bis mehrzelligen Sporen, die oft nur wenige Tausendstel Millimeter groß sind. Wenn die Sporen reif sind, werden sie aus den Organen hinausgeschleudert und durch Wind, Wasser oder Tiere verbreitet. Treffen die Sporen nun auf einen geeigneten Untergrund keimen die Sporen aus und bilden ein kleines Hyphengeflecht. Um nicht abzusterben, ist das Hyphengeflecht nun auf eine bestimmte, geeignete Alge angewiesen. Der Zufall bestimmt also, ob eine neue Flechte entstehen kann, und das mit einer Wahrscheinlichkeit, die oft geringer ist als eins zu einer Million.

Einige Arten reduzieren den Zufall, indem sie bereits im Fruchtkörper Algen mit einschließen, um diese gemeinsam mit den Sporen auszuschleudern. Die Wahrscheinlichkeit einer erfolgreichen Sporenkeimung wird dadurch erheblich erhöht.

Vegetative Fortpflanzung

Ein Großteil der Flechten bedient sich allerdings einer wesentlich effizienteren Methode der Fortpflanzung, nämlich der ungeschlechtlichen oder vegetativen, mittels der so genannten Isidien und Soredien.

Die **Isidien** sind berindete Auswüchse der Lageroberfläche, die Algen enthalten und durch Wasser oder mittels Tiereinwirkung abbrechen und so verbreitet werden können. Isidien bestehen aus Algenzellen, die von Pilzhyphen umschlossen werden. In ihrer Form können sie unterschiedlich ausfallen, mal stiftförmig, warzig, schuppig, blattförmig, kugelig oder auch korallenartig verzweigt sein. Sie haben sogar eine „Sollbruchstelle", an der sie sich besonders leicht vom Thallus loslösen. Wenn die Isidie auf eine geeignete Unterlage auftrifft, kann sie sofort zu einer neuen Flechte heranwachsen, denn sie enthält ja beides – den Pilz und die Alge. Isidien werden von mehr als einem Viertel aller Blatt- und Strauchflechten produziert. Bei den Krustenflechten ist diese Art der Vermehrung seltener.

Die andere Art der Vermehrung ist jene mittels so genannter **Soredien,** die nach einem sehr ähnlichen Prinzip funktioniert. Hier sind mikroskopisch kleine Algenpakete von Pilzhyphen umsponnen. Diese werden in eigenen Organen, den Soralen, gebildet und sind als „staubige Aufbrüche" meist an der Oberseite oder den Rändern des Lagers zu sehen. Abhängig von deren Aussehen lassen sich verschiedene Formen unterscheiden, wie zum Beispiel Lippen-, Borten-, Helm- oder Spaltensorale. Die Soredien sind meist sehr klein und leicht und somit gelingt eine Verbreitung mittels Wind, Wasser oder Tiere über sehr weite Strecken.

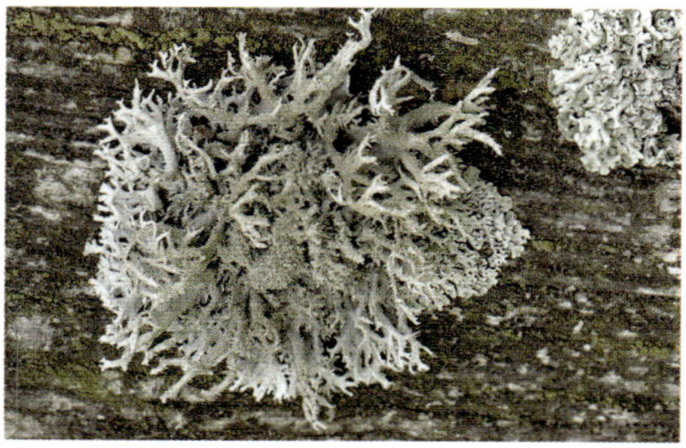

Baummoos *(Pseudevernia furfuracea)*. In der Lagermitte sind zahlreiche feine stiftförmige Isidien zu erkennen.

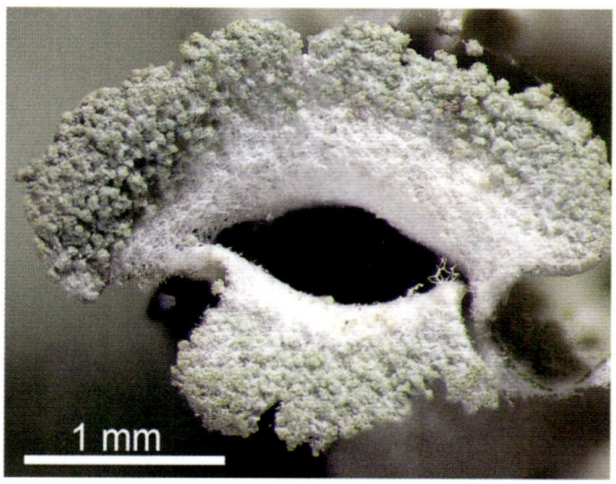

Lippensorale einer Blasenflechte (Laubflechte)

Genauso wie die Isidien beinhalten auch die Soredien bereits Pilz und Alge und haben somit erhöhte Chancen, sich ohne weitere Partnersuche zu vermehren.

Bei am Boden wachsenden Strauchflechten, wie beispielsweise der Rentierflechten, können durch Schnee- und Trittwirkung ganze Lagerstücke abbrechen und so weitertransportiert werden. Bei extremer Trockenheit, wenn dadurch Flechten sehr starr werden, brechen sie oft schon bei geringer Belastung. Hier spricht man von der Thallus-Fragmention. Die dabei entstandenen Bruchstücke können wieder zu vollständigen Lagern heranwachsen.

FLECHTEN ALS BODENPIONIER

Flechten sind äußerst langlebig und können nahezu unbegrenzt wachsen. Sie sind extrem widerstandsfähig gegenüber Hitze, Kälte und Trockenheit und diese Widerstandsfähigkeit gegen natürliche Stressfaktoren macht sie zu wichtigen Pionierorganismen bei der Neubesiedelung der unwirtlichsten Standorte. Sie spielen als Erstbesiedler von Gesteinen und Rohboden – zum Beispiel nach Waldbränden oder Vulkanausbrüchen – eine bedeutende Rolle im natürlichen Mineralstoffkreislauf. Mit Hilfe ihrer Flechtensäuren können sie nicht nur Kalkstein, sondern sogar harte Quarze anlösen und so die Verwitterung fördern. Dadurch bereiten sie auf diese Weise höheren Pflanzen den Weg („Vorboten der Vegetation“). Sobald günstige Bedingungen herrschen, bilden die höheren Pflanzen allerdings für Flechten, die nur sehr langsam wachsen, eine ernstzunehmende Konkurrenz. Daher können Flechten nur an Standorten überleben, an denen sie nicht von höheren Pflanzen überwuchert werden.

FLECHTEN ALS BIOINDIKATOR UND ZEIGERPFLANZEN

Flechten gedeihen seit Jahrmillionen an Extremstandorten der Erde. Sie trotzen starken Temperaturunterschieden und langen Trockenperioden und können widrigste Gebiete besiedeln. Trotz dieser enormen Widerstandskraft reagieren sie auf von Menschen verursachte Veränderungen der ursprünglichen Natur äußerst empfindlich. Dort, wo Menschen (Ur-)Wälder rodeten und ihnen durch Wiederaufforstung mit Monokulturen den natürlichen Lebensraum entzogen haben, sind sie nicht mehr zu finden. Das Fehlen von Baumleichen in den Wäldern führten zu einem starken Rückgang einiger spezialisierter Arten. Durch verstärkten Bau von Forststraßen, durch Straßenbau und dichtere Besiedelung wurde einigen Arten – wie zum Beispiel der langen Bartflechte *(Usnesa longissima)* und der Lungenflechte *(Lobaria pulmonaria)* – der Lebensraum komplett entzogen.

Es soll Ziel sein, das naturbelassene Ökosystem großflächig und ganzheitlich aufrecht zu erhalten. So kann beispielsweise mit der Umstrukturierung von Fichtenmonokulturen in Mischwälder nicht nur verschiedenen Flechtenarten, sondern auch vielen anderen Pflanzen- und Tierarten der Lebensraum zurückgegeben werden. Eine artenreiche und vitale Flechtenvegetation zeugt von einer hohen Luftgüte und einer hohen Qualität des Ökosystems. Wenn die Luft durch Industrieabgase, Autoverkehr und Hausbrand beeinträchtigt wird, wandern Flechten ab. Es zeigt sich, dass sie in urbanen Gegenden so gut wie ausgestorben sind. Durch Untersuchungen über die Verbreitung, Häufigkeit, äußeres Erscheinungsbild und die Form der Schädigung baumbewohnender Flechten lassen sich genaue Aussagen über die Schadstoffkonzentration und die flächenmäßige Ausbreitung der Luftverschmutzung machen. Flechten sind ausgezeichnete Zeigerpflanzen, auch Bioindikatoren genannt, für die Schadstoffbelastung der Luft, insbesondere für Schwefeldioxid, Stickoxid, Kohlenmonoxid, Ozon, Kohlenwasserstoffe und Feinstaub. Besonders die Luftverschmutzung beeinträchtigt die Flechten stark, da sie Luft und Regenwasser ungefiltert aufnehmen. Flechten fehlt im Unterschied zu den höheren Pflanzen das Abschlussgewebe und Spaltöffnungen. So können sie ihren Gasaustausch nicht regulieren und Schadstoffe aus der Luft, die durch das Regenwasser gelöst werden, gelangen ungefiltert in den Flechtenkörper und reichern sich dort an. Es wird vermutet, dass Flechten Schadstoffen gegenüber deshalb so sensibel reagieren, weil der Pilz in der Symbiose Stoffe abgibt, die die Durchlässigkeit ihrer Zellmembran erhöhen. Durch diese feine Abstimmung gelingt es dem Pilz, Produkte aus der Photosynthese besser aufzunehmen. Das Zusammenspiel zwischen Pilz und Alge ist besonders fein aufeinander abgestimmt und kann durch vom Menschen verursachte Umweltveränderungen leicht aus dem Gleichgewicht gebracht werden.

Dieser Vorgang ist allerdings nicht irreversibel. Gelingt es durch entsprechende Maßnahmen, die Luftqualität in belasteten Gebieten zu verbessern, können sich dort wieder Flechten ansiedeln oder sich stark geschädigte Flechten wieder erholen. Ist eine Flechtenart aber einmal vollständig ausgestorben, bleibt sie für immer verschwunden.

Während Krustenflechten gut mit den veränderten Umweltbedingungen zurechtkommen, kann bei diversen Blatt-, Strauchbis hin zu den Bartflechten ein Rückgang beobachtet werden. Man konnte in den vergangenen Jahrzehnten nicht nur einen drastischen Rückgang diverser Flechtenarten, sondern auch eine starke Veränderung in der Zusammensetzung der Flechtenflora erkennen. Arten, die mit Schadstoffen besser zurechtkommen, sind unter diesen Umweltbedingungen konkurrenzfähiger und treten dementsprechend häufiger auf, wie zum Beispiel die Gewöhnliche Gelbflechte *(Xanthoria parientina)*. Man findet sie häufig in urbanen Gebieten auf Ästen von Bäumen und Sträuchern, da sie nährstoffreiche Unterlagen bevorzugt. Erst wenn die Konzentration von Stickoxiden, Schwefeldioxid oder anderen sauer reagierenden Abgasen einen bestimmten Wert überschreitet, verschwindet auch sie aus der Stadt.

Allgemein trifft man in urbanen Regionen Flechtengesellschaften, die stickstofftolerant oder stickstoffliebend sind, da sie Stickstoffverbindungen bis zu einem gewissen Grad akkumulieren. Doch auch bei diesen Arten kann ganz generell festgestellt werden, dass ein gewisser Schwellenwert, der eine Schädigung hervorruft oder die Flechten abtötet, nicht überschritten werden darf.

Mitte des 19. Jahrhunderts stellte man in der Industriehochburg Manchester fest, dass dort deutlich weniger Flechten als in anderen Großstädten vorkamen. Seither werden Flechten im Rahmen der Umweltüberwachung als Indikatioren für Luftschadstoffe verwendet. Insbesondere epiphytische, also auf Bäumen vorkommende Flechten werden für die langfristigen Aufzeichnungen von Umweltbelastungen herangezogen. Zunächst reagieren Flechten nicht mit einer sichtbaren Schädigung, Vitalität und Konkurrenzkraft nehmen aber ab. Dies führt nach einer gewissen Zeit zur Verdrängung sensibler Flechtenarten durch andere Arten. Mit zunehmender Schadstoffbelastung treten aber auch sichtbare Veränderungen und Schädigungen bis hin zum Absterben von Flechten auf. Daher ist das Vorkommen bzw. Ausbleiben bestimmter Flechtenarten ein Indiz für die Umweltqualität: Sinkt die Luftqualität, nimmt auch die Vielfalt der Flechtenflora ab. Als exemplarisches Beispiel dafür dienen Stadtzentren und Ballungsräume, in denen baumbewohnende Flechten bereits vollständig verschwunden sind.

Die Wissenschaft nutzt die Empfindlichkeit der Flechten gegenüber Schadstoffen, um Informationen über die Ausbreitung und Wirkung von schädigenden Stoffen zu gewinnen. Dabei bedient man sich dem passiven und aktiven Monitoring:

Beim passiven Monitoring wird die bestehende Flechtenflora nach genau festgelegten Methoden untersucht. Die Verbreitung, Häufigkeit und Vitalität von bestimmten Flechtenarten lassen Rückschlüsse auf die Luftgüte und die Ausbreitung von schädigenden Verbindungen in einem bestimmten Gebiet zu.

Beim aktiven Monitoring werden bestimmte Flechten an gezielte, belastete Orte gebracht und anschließend Reaktionen in einem vorher bestimmten Zeitraum beobachtet und aufgezeichnet.

Flechten werden durch unsere menschlichen Aktivitäten in ihrem Bestand gefährdet. Dennoch spielt der Schutz von Flechten eine noch untergeordnete Rolle, weil nach wie vor Augenmerk auf auffälligere und bekanntere Organismen gelegt wird. Der Einsatz von Flechten als Bioindikatoren hat die Flechte aber dem öffentlichen Bewusstsein nähergebracht. Eine notwendige und einfache Maßnahme zur Erhaltung der Artenvielfalt (und zur Verbesserung der Umwelt) wäre zum Beispiel der Schutz und die Neuanlage von naturnahen Wäldern mit alten Bäumen und sterbendem Totholz. Wo einst in Mitteleuropa Laubmischwälder anzutreffen waren, wurden sie von den raschwüchsigen und produktiven Fichten abgelöst und das Ökosystem dadurch nachhaltig und zum Nachteil für die Umwelt verändert. Aber auch der Erhalt von Einzelbäumen, Alleen und Streuobstwiesen könnte einen wertvollen Beitrag leisten. Dies sind kleine, artenreiche Lebensräume, wo Flechten geeigneten Untergrund finden, und oft sind Bäume mit 40 oder mehr Moos- und Flechtenarten anzutreffen. Insbesondere sind Baumarten bevorzugt, die eine basenreiche Rinde aufweisen, wie Esche, Spitz- und Bergahorn, da hier noch Flechten zu finden sind, die durch Luftverschmutzung und sauren Regen stark dezimiert wurden. Flechten, die auf Bäumen wachsen, schützen den alten Baum. Sie sind keine Schmarotzer und haben keine Wurzeln, sondern benutzen die raue Borke lediglich als Haftungsgrundlage.

Um ein natürliches Ökosystem zu unterstützen und nicht nur eine vielfältige Flechten- und Pflanzenflora zu bewahren, ist auch der Erhalt von Magerwiesen von Bedeutung. Problematisch ist insbesondere die Umwandlung von Magerwiesen in Fettwiesen durch Ausbringung von Gülle. Es wird zwar eine intensivere Weidehaltung ermöglicht, man büßt aber eine Pflanzen- und Flechtenvielfalt ein, die an nährstoffarme Böden angepasst war.

Im Zuge von Flurbereinigungsmaßnahmen – insbesondere in Weingärten – kommt es oft zur Entfernung alter Steine, so genannter „Findlinge“, oder Trockenmauern. Diese bereichern nicht nur das Landschaftsbild, sie dienen auch Flechten und Tieren als Lebensraum. Auf alten Natursteinen, von Menschen geschaffenen Objekten, wie Bildstöcken, Wegkreuzen, Grenzsteinen usw., findet man eine Vielzahl verschiedener Flechtenarten.

Auf alten Friedhöfen lassen sich mehr als 100 Flechtenarten feststellen. Leider fällt diese „lebendige Patina“ auf Steindenkmälern oder Zäunen heute einem oft stark ausgeprägtem Reinlichkeits- und Ordnungsdenken zum Opfer. So werden sie oft mit chemischen Mitteln abgeschabt und abgewaschen. Diese Maßnahmen sind häufig verwitterungsfördernd und daher auch aus konservatorischer Sicht bedenklich.

Auch Holzbauwerke boten in der Vergangenheit Flechten wichtige Lebensräume (Scheunen, Brücken, Zäune, Stützen für Obstbäume ...). Doch Holz wurde in vielen Fällen durch andere Materialien ersetzt (Container, Drahtzäune ...) und dort, wo es noch verwendet wird, ist es meist imprägniert und eignet sich nicht als Untergrund für Flechten.

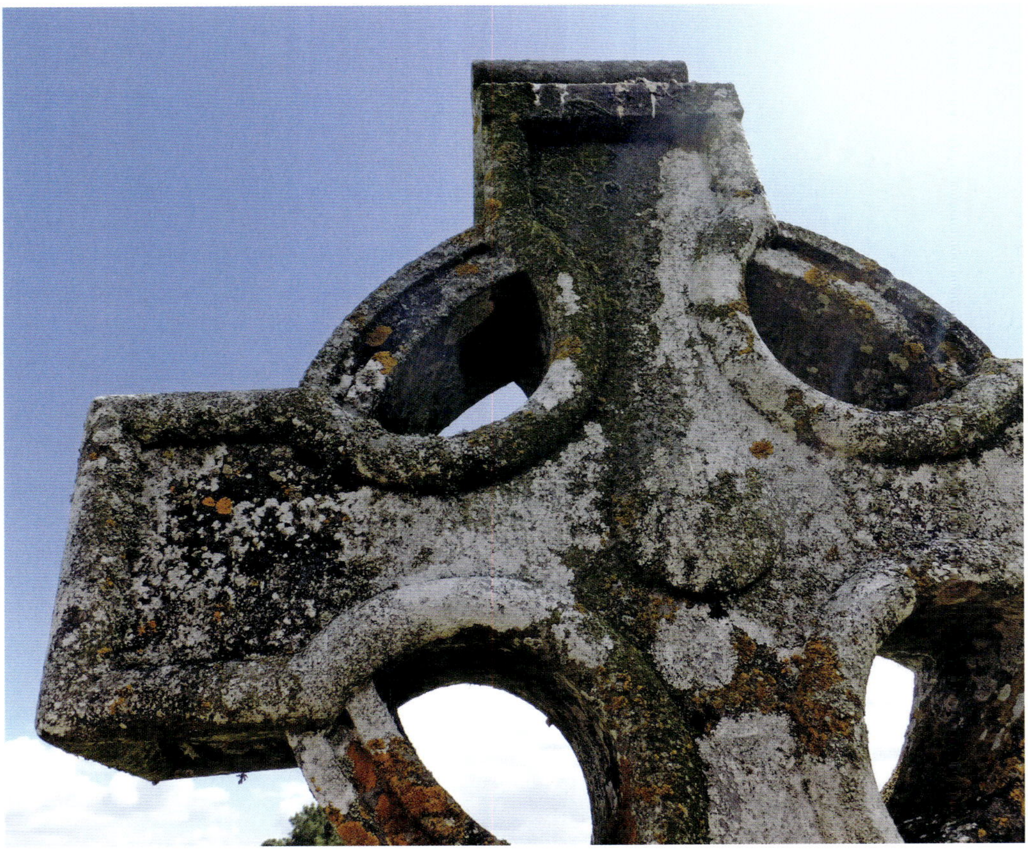

Clonmacnoise, Irland

FLECHTEN ALS HEILMITTEL – EINST UND JETZT

Flechten haben als Heilmittel eine lange Tradition. Da es sich bei Flechten, wie bereits erläutert, im botanischen Sinne um keine höheren Pflanzen handelt, spricht man nicht von einer Heilpflanze, sondern es wird der Begriff „Heilflechte“ verwendet. Erst im vorigen Jahrhundert hat sich die Pharmakotherapie (= die Behandlung von Krankheiten mit Arzneimitteln) in der europäischen Medizin entscheidend verändert: Über Jahrtausende wurden auf Empirie, Religion und Mystik basierende Therapieformen angewandt. Der Wandel zu einer wirkstoffzentrierten, induktiven Wissenschaft erfolgte erst in jüngerer Zeit dank der Möglichkeit der industriellen Produktion von Pharmaka und der Einführung von klinischen Studien.

So wurde in kürzester Zeit der große Kanon der traditionellen Erfahrungsheilkunde weitgehend aus den Lehrbüchern verdrängt und das Wissen um die Anwendung ging verloren, nur noch wenige Menschen sind im traditionellen Wissen bewandert. Flechten, die in der Medizingeschichte unterschiedlichste und umfangreichste Anwendung als Pharmaka fanden, sind heute nur noch durch Präparate aus fünf verschiedenen Flechtenarten in den Arzneibüchern vertreten.

ÜBERLIEFERUNGEN VOM ALTERTUM BIS ZUM 15. JAHRHUNDERT

Der Gebrauch von Flechten durch Menschen kann bis in das antike Ägypten zurückverfolgt werden. Bei Grabungen im Nildelta fand der Afrikaforscher Georg Schweinfurth 1864 eine Vase aus dem 17. oder 16. Jahrhundert vor Christus, in der Thalli von Baummoos *(Pseudevernia furfuracea)* enthalten waren. Entgegen seines irreführenden Namens handelt es sich dabei um kein Moos, sondern um eine Flechte, die strauchförmig auf Bäumen wächst. Bei der Einbalsamierung der Mumien wurde die Flechtenart Eichenmoos *(Evernia prunastri)* als Duftstoff verwendet, während das Baummoos wahrscheinlich wegen seiner konservierenden Wirkung zusammen mit Myrrhe und Sägemehl als Stopfmittel eingesetzt wurde. Diese Flechten finden zusammen mit dem Isländischen Moos *(Cetraria islandica)* noch heute in Ägypten Verwendung, und zwar zur Herstellung eines Hopfenersatzes.

Flechten waren auch im antiken China in Gebrauch, doch leider sind die Überlieferungen darüber sehr vage und es ist nicht bekannt, wie weit diese Anwendungen zurückdatieren. Auszüge einer Bartflechte *(Usnea longissima)*, „Sun-Lo“ genannt, dienten als Hustenlöser zur Unterstützung des Auswurfs von Schleim, pulverisiert wurde diese Flechte auf Wunden aufgetragen.

Bei Theophrast (Theophrastos von Eresos, ca. 371 v. Chr. bis ca. 287 v. Chr., griechischer Philosoph und Naturforscher, bedeutender Schüler des Aristoteles und als dessen Nachfolger Leiter der peripatetischen Schule) findet man erstmals Beschreibungen von drei Flechten. Unter den Namen „Pascon“ beschreibt er zwei Flechten (wahrscheinlich eine Bart- und eine Strauchflechtenart) sowie eine Färberflechte.

Dioskurides (Pedanios Dioskurides, lebte im 1. Jahrhundert, griechischer Arzt, Militärarzt im römischen Dienst unter den Kaisern Claudius und Nero; der berühmteste Pharmakologe des Altertums) verfasste unter Heranziehung einer Vielzahl von älterer Literatur das Arzneimittellehrbuch „De materia medica“ („Über Heilmittel“), das ca. 1.000 Arzneimittel umfasst (813 pflanzlichen, 101 tierischen und 102 mineralischen Ursprungs) und fast 5.000 medizinische Anwendungen bietet. *Materia medica* (deutsch „heilende Substanz“) ist die historische

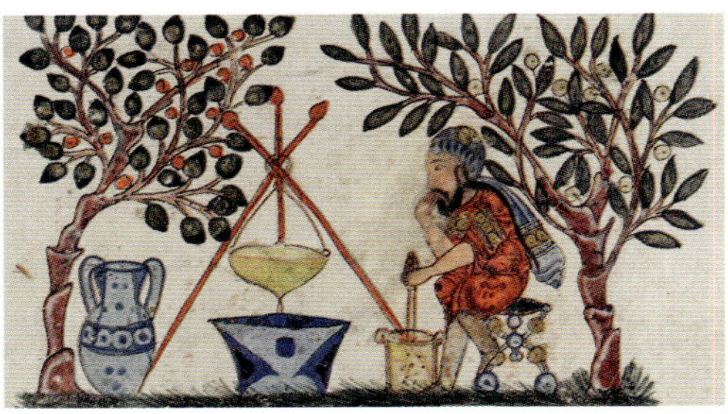

Arzt bei der Vorbereitung eines Elixiers: Folio aus einem Manuskript der „De Materia Medica“ von Dioskurides

Bezeichnung für Textsammlungen über die Wirkung von Substanzen, die zu Heilzwecken verwendet werden. Dieser Begriff wurde bis ins 20. Jahrhundert verwendet und allmählich durch den Begriff „Pharmakologie“ oder im Deutschen auch durch „Arzneimittellehre“ ersetzt. In der Homöopathie wird der Begriff *Materia medica* weiterhin zur Bezeichnung der homöopathischen Arzneimittellehre benutzt.

Dioskurides erwähnt in seiner Sammlung „Lichen“ und empfiehlt sie, mit Honig vermischt, als Einreibung gegen Gelbsucht, Blutflüsse, Entzündungen, Hautausschlägen sowie „gegen Flüsse des Mundes und der Zunge“. Eine ähnliche Beschreibung für „Lichen“ liefert auch der ungefähr zur selben Zeit lebende römische Gelehrte Plinius der Ältere in der von ihm verfassten „Naturalis historia“, einem enzyklopädischen Werk zur Naturkunde:

... es stillt Blutungen, wenn sie in Wunden eingebracht wird, vertreibt Geschwulste und heilt die Gelbsucht, wenn sie als Einreibung verwendet oder auf die Zunge gelegt wird.

Es ist anzunehmen, dass es sich bei den als „Lichen“ bezeichneten Flechten um Lebermoose handelt. In den Schriften der beiden finden sich auch Beschreibungen einer Bartflechte, eines Eichen- oder Baummooses sowie einer Färberflechte samt Anwendungsempfehlungen (adstringierende Eigenschaften, Verwendung als Dekokt (Abkochung) zum Sitzbad bei Erkrankungen der weiblichen Genitalien, gegen Entzündungen und Gicht an den Füßen).

Schriftliche Überlieferungen von Flechten als Heilflechten in den folgenden 1.200 Jahren sind in unseren Breitengraden gering. Aus dem arabischen Sprachraum sind Flechten in Quellen sehr wohl überliefert worden. Bei Al-Kindi (ca. 800–871, arabischer

Philosoph) wird ein „Ushnah“ erwähnt, das mit den im Altertum genannten Strauchflechten identisch sein könnte. Bei Abu Mansur Muwaffak (10. Jhd., persischer Arzt und Pharmakologe) findet man ähnliche, teils wortgetreue Beschreibungen, wie bei den antiken Vorläufern. Von „Ushnah“ heißt es, die weißen wohlriechenden Arten sollen die Eigenschaften haben, erweichend und adstringierend zu wirken. Es werden mehrere Indikationen für „Ushnah“ gegeben:

- Das Dekokt als Sitzbad beseitige Blutstockungen der Gebärmutter, verheile harte Geschwüre und fördere den Monatsfluss.
- Es verhindere die „Hitze“ an zarten Stellen, wie Hoden und Achselhöhlen, auch hinter den Ohren, wo die Flechten, zu feinem Pulver zerrieben, aufgetragen wurden.
- In Wein eingelegt mache es schläfrig.
- Es sei ein wirksames Mittel gegen Übelkeit, Erbrechen, sei magenstärkend und belebe die Milz, wenn in Essig gekocht und auf die Milzgegend aufgelegt.
- Es sei ein wirksames Mittel gegen Rheumatismus und Ischiasbeschwerden.
- Es verkleinere Blasensteine.
- Es sei ein wirksames Augenpulver und
- es rufe bei Kindern langanhaltenden tiefen Schlaf hervor.

Bis zum ausgehenden 15. Jahrhundert wurden nur wenige Flechten beschrieben.

Neben der Verwendung als Arzneimittel wurden sie auch in der Färberei, als Parfüm und als Konservierungsmittel verwendet.

KRÄUTERBÜCHER

Mit Erfindung des Buchdrucks um 1450 kamen so genannte „Kräuterbücher“ auf, die Informationen über die Morphologie, Verbreitung, Indikation, Galenik (= Lehre von der Zubereitung und Herstellung von Arzneimitteln) und Dosierung von Heilpflanzen beinhalteten. In den Beschreibungen der Pflanzen einschließlich der Indikationen beziehen sich viele noch auf die alten Lehrmeister, wie Dioskurides, Plinius und Serapio, da zu dieser Zeit die Pflanzenkenntnisse noch gering waren und viele Autoren die Pflanzen und Flechten, die in den Kräuterbüchern beschrieben worden sind, nicht persönlich gekannt haben. Um das Jahr 1530 waren rund 1.200 Pflanzenarten bekannt und beschrieben.

In diversen Kräuterbüchern werden in noch recht unsystematischen Kapiteln auch Flechten unter Algen, Moosen, Pilzen oder Korallen erwähnt. Hauptsächlich finden darin neben der aus dem Altertum bekannten Bartflechte *(Usnea barbata)* auch die Lungenflechte *(Lobaria pulmonaria)*, eine Rentierflechte *(Cladonia spec.)*, die Wand-Gelbflechte *(Xanthoria parietina)* und das Isländische Moos *(Cetraria islandica)* Erwähnung. Andere Flechten werden nur einzeln und ohne Indikation aufgeführt, wie beispielsweise die Rosettige Kalk-Becherflechte, die Buschige und die Struppige Astflechte, die Finger-Becherflechte, die Bereifte Schildflechte, die Reichblütige Bartflechte, die Gabel-Säulenflechte, das Eichenmoos, die Gefranste Wimpernflechte und die Trompeten-Becherflechte.

Ende des 16. Jahrhunderts waren etwa 28 Flechtenarten bekannt, bis zum Ausgang des 17. Jahrhunderts hatte sich die Zahl auf 56 Arten verdoppelt, wobei für viele dieser Flechten medizinische Indikationen vorlagen.

SIGNATURENLEHRE

In der Medizin des 16. und 17. Jahrhunderts gab es die Tendenz, Heilpflanzen auszuwählen, die nach ihrer Morphologie, dem Geschmack oder der Farbe dem erkrankten Organ ähnelten. So wurde die Lungenflechte *(Lobaria pulmonaria)* aufgrund ihrer Ähnlichkeit zu den Lungen für schwere Lungenerkrankungen verabreicht, haarähnliche Flechten sollten gegen Krankheiten der Kopfhaut helfen. Diese so genannte Signaturenlehre spielt in der heutigen modernen westlichen Medizin so gut wie keine Rolle mehr, lediglich in der klassischen Homöopathie und in der anthroposophischen Medizin lebt der Gedanke fort. Bei vielen Naturvölkern und in der Traditionellen Chinesischen Medizin hat sich die Signaturenlehre aber bis heute gehalten.

Unter Philippus Theophrastus Bombastus von Hohenheim, genannt Paracelsus, fand die Signaturenlehre ihren Höhepunkt und Verbreitung in Europa. Er vertrat die teleologische Auffassung:

Die heilsamen Arzneien wurden nur der Krankheiten Willen von Gott geschaffen und *Die Natur zeichnet ein jegliches Gewächs, so von ihr ausgeht, zu dem, dazu es gut ist: Darum, wenn man erfahren will, was die Natur auszeichnet hat, so soll man es an den Zeichen erkennen, wo Tugend in selbiger sind.* (Paracelsus 1564)

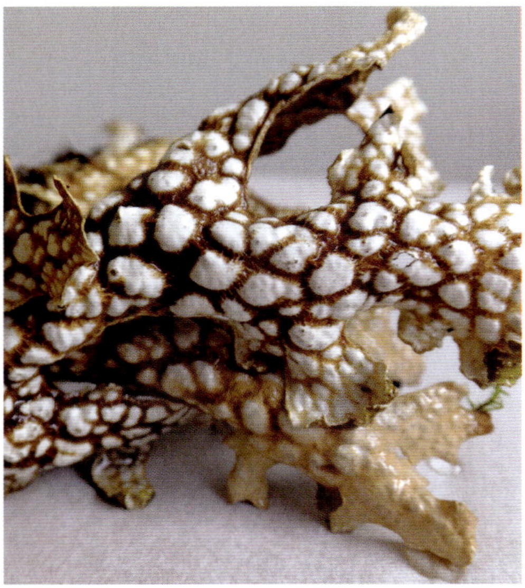

Lungenflechte

Aufgrund ihrer großen gestaltlichen Vielfalt und auffallender Färbung fanden viele Flechten in der Signaturenlehre Verwendung. Aber es wurde auch diskutiert, ob Flechten – ob der optischen Ähnlichkeit – Erreger der gleichnamigen Hautkrankheit seien.

Um 1600 wurde die leuchtend orange Wand-Gelbflechte *(Xanthoria parietina)* beispielsweise gegen Gelbsucht, Verstopfungen der Leber und Fieber empfohlen. Eine Blattflechte *(Peltigera aphtosa)* wurde bei Hauterkrankungen wie Aphthen oder Psoriasis verwendet. Die Bittere Porenflechte *(Pertusaria amara)*, das Isländische Moos *(Cetraria islandica)* und *Cladonis*-Arten (Rentierflechten) wurden wegen ihrer Bitterstoffe als Chininersatz gegen Wechselfieber eingesetzt. Die Furchen-Schüsselflechte *(Parmelia sulcata)* erinnert mit ihren gefurchten Loben an die Hirnwindungen und galt als Mittel gegen Epilepsie. Die Felsen-Schüsselflechte *(Parmelia saxatilis)*, die Struppige Bartflechte *(Usnea hirta)* und verschiedene Moosarten, die auf Totenschädeln wuchsen, waren als Antiepileptikum derart begehrt, dass ihr Gewicht in Gold aufgewogen wurde – als besonders wertvoll galten jene, die man auf den Schädeln von gehängten Straftätern fand.

MONOGRAPHIEN

Bereits zur Zeit der Kräuterbücher gab es Schriften mit Bezug zur Botanik und medizinischen Anwendung einzelner Arten, die aber nicht über den Inhalt der Kräuterbücher hinaus gehen und sich auf die klassischen Werke von Dioskurides, Plinius, Galen und anderen beziehen.

Erst im 18. und 19. Jahrhundert kam es zu einer Weiterentwicklung in der wissenschaftlichen Darstellung von Flechten. Der Franzose Joseph Pitton de Tournefort (1656–1708) klassifizierte erstmals 44 Flechten als eigene Gattung und darauf aufbauend entwickelte der Italiener Pier Antonio Micheli (1679–1737) ein System der Flechten, indem er 314 Arten in 38 nach der Morphologie gegliederten Ordnungen vorstellte. Im Jahr 1741 erschien das reich bebilderte und mit umfangreichen Texten ausgestattete Buch „Historia muscorum" des deutschen Botanikers Johann Jacob Dillenius (1684–1747), in dem er neben Moosen und Pilzen auch 204 Flechten mit einigen medizinischen Anwendungen beschreibt.

1753 stellte der Schwede Carl von Linné (1707–1778) in seinem klassischen Werk „Species plantarum" unter 7.300 Arten auch 80 Flechten vor. William Nylander (1822–1899) begann im Jahr 1858 eine Systematik der Flechten aufzustellen, die auf einem graduellen Übergang zwischen Algen und Pilzen basiert. Simon Schwendener (1829–1919) schaffte schließlich mit der Beobachtung, dass Flechten eine Symbiose aus Algen und Pilz darstellen („Duale Hypothese"; 1867) die Grundlage für das heutige Verständnis über Flechten. Während sich in dieser Zeit das Wissen über die Biologie der Flechten enorm entwickelte, war die Blütezeit der Verwendung der Flechten zu Heilzwecken

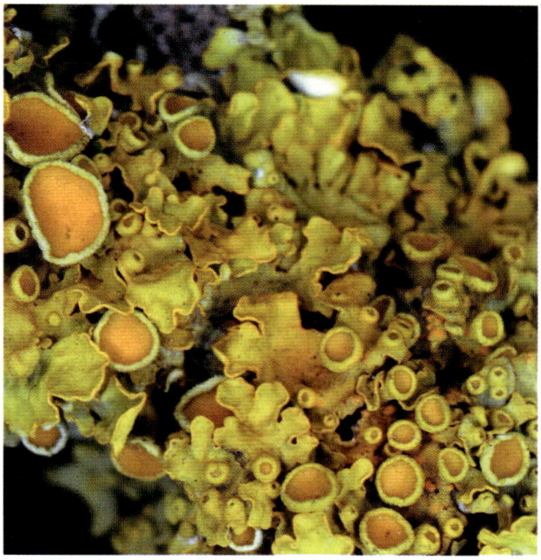

Gelbflechte *(Xanthoria parietina)*

bereits überschritten. Über einige wenige Arten, die weiterhin als Therapeutika Verwendung fanden, gab es teilweise umfangreiche Studien.

Während der Kriegsjahre 1809–1815 war die Einfuhr der Chinarinde erschwert. Chinarinde wurde seinerzeit gegen fieberhafte Infektionen angewendet und so forschte man nach fiebersenkenden Mitteln aus heimischen Gewächsen. Es wurde an einer Wandflechtenart, der gewöhnlichen Gelbflechte *(Xanthoria parientina)*, geforscht und diese als Ersatz für die Chinarinde empfohlen. In der medizinischen Wirkung etwas geringer befunden als die Chinarinde, war diese Flechtenart jedoch besser verdaulich und bei kachektischen (abgemagerten) Patienten wegen des höheren Nährwerts der Chinarinde vorzuziehen. Die in der Flechte enthaltenen schleimigen und gummösen Bestandteile sollen vor allem auf das Nervensystem positiv wirken.

Die meisten in dieser Zeit entstandenen Schriften beziehen sich jedoch auf die Isländische Moos-Flechte *(Cetraria islandica)*.

Das Isländische Moos wurde bei Erkrankungen der Atemwege, Auszehrung, Erschöpfungszuständen und Magen- und Darmbeschwerden gelobt:

... es befreit die Brust, bringt die Kräfte zurück und stärkt die Nerven. (Scopoli 1769)

Im 19. Jahrhundert entstanden umfangreiche Werke über die Geschichte der Lichenologie. Neben ökonomischer und medizinischer Verwendung wurde in erster Linie die Entwicklung der botanischen Wissenschaft der Flechtenkunde beschrieben. August von Krempelhuber (1813–1882) veröffentlichte 1872 eine dreibändige umfassende Chronik der Flechtenkunde („Geschichte und Litteratur der Lichenololgie von den ältesten Zeiten bis zum Schlusse des Jahres 1865" (resp. 1870)) und bearbeitet darin nahezu alle Schriften zu Flechten, die bis dahin erschienen sind. Zu diesem Zeitpunkt waren etwa 6.250 Flechten bekannt.

In den folgenden Jahren erscheinen noch eine ganze Reihe von Arzneibüchern, die neben der Isländischen Moos-Flechte zirka 15 bereits zu dieser Zeit schon vergessene Heilflechten anführen. Ab der Mitte der zweiten Hälfte des 19. Jahrhunderts treten Flechten zu Heilzwecken immer weiter zurück, nur das Isländische Moos kann sich als einzige Flechte in den Arzneibüchern etablieren. Das Isländische Moos ist um 1890 in belgischen, britischen, dänischen, deutschen, französischen, holländischen, norwegischen, österreichischen, portugiesischen, russischen, schwedischen, schweizerischen, spanischen, ungarischen und US-amerikanischen Arzneibüchern vertreten. Während in anderen Kulturkreisen Flechten noch als Heilmittel geführt werden, ist die Verwendung von Flechten in der europäischen Medizin heute weitgehend zurückgetreten.

In jüngster Vergangenheit widmet man den Flechten auch abseits der Botanik wieder mehr Aufmerksamkeit und die Isländische Moos-Flechte ist seit November 2014 in der EU als „traditionelles pflanzliches Arzneimittel" zugelassen. Es wird für eine Verwendung empfohlen bei

- trockenem Husten (Islandmoos als Hustentee pur oder gemischt)
- Entzündungen im Mund- und Rachenraum
- temporärer Appetitlosigkeit

FLECHTEN IN DER VOLKSMEDIZIN ANDERER KULTUREN

Auch außerhalb von Mitteleuropa wurden Flechten in der Volksmedizin verwendet und finden zum Teil auch heute noch Anwendung. So gibt es Aufzeichnungen über die Gattung der Bartflechten aus verschiedenen Ländern.

Die neuseeländischen Maoris benutzten angefeuchtete Bartflechten unter dem Namen „angiangi" oder „kohukohu" zur Auflage bei venösen Erkrankungen oder als Binde bei Menorrhagien (zu starke und zu lange andauernde Menstruation). In Malaysia verwendet man eine Bartflechte *(Usnea barbata)* als Mittel gegen Erkältungskrankheiten und zum Aufbau nach körperlicher Schwäche und in der spanischen Provinz Soria verwendet man diese Flechte als Antiseptikum und Adstringens bei Hautrissen und Verletzungen der Füße. Bei den Xingu-Indianern in Brasilien wird ein Absud dieser Bartflechte als Haarwuchsmittel zubereitet. In Zentralafrika wird eine Bartflechte *(Usnea trichodeoides)* auf äußerliche Wunden und Hautaffektionen gelegt und als Mittel gegen Tuberkulose und als Expektorans beschrieben. In Polynesien verwendet man eine Bartflechte *(Usnea articulata)*, indem man sie zerkaut und auf offenen Wunden und Ekzemen appliziert. Eine andere Art findet bei Schlangenbissen Anwendung. Die namibischen Khoekhoen benutzen eine Flechte *(Xanthomaculina convoluta)* gegen rheumatische Beschwerden und Arthritis, indem sie die feuchte Flechte auf die erkrankten Gelenke legen. In Schweden entfernte man mit einer Flechte *(Parmelia saxatilis)* Warzen. In ländlichen Gegenden Norditaliens wird die Isländische Moos-Flechte in Alkohol mazeriert und dann die Lösung auf rheumatische Gelenke aufgetragen. Entbittertes Isländisches Moos *(Cetraria islandica)* wird in Spanien, als Sud genossen, bei Abgeschlagenheit, Müdigkeit, Husten und Erkältung volksmedizinisch angewendet. Aus der tschechischen Volksmedizin ist bekannt, dass Isländisches Moos pulverisiert als Wundstreupulver benutzt wurde. Die Echte Hundsflechte *(Peltigera canina)* setzt man in Indien bei Lebererkrankungen ein. Die Nepalesen verwenden auch heute noch eine Anzahl von Heilflechten z. B. zur Behandlung von Schnittwunden und Verletzungen.

Traditionelle Chinesische Medizin

In der Traditionellen Chinesischen Medizin (TCM) werden zahlreiche Flechten verwendet. Das „Große Lexikon der chinesischen Medizin“ listet 15 Arten auf und in einer Monographie über chinesische Heilflechten werden sogar 71 Arten beschrieben. Seit vielen Jahrhunderten werden in China im Rahmen der traditionellen Medizin Bartflechten eingesetzt, unter anderem zur Wundauflage. Den Flechten in der TCM ist gemeinsam, dass sie in irgendeiner Form heilend auf die Lunge wirken. Die Lunge ist primär für die Atmung zuständig, in der chinesischen Medizin wird auch die Haut der Lunge zugerechnet. Essentiell für das Immunsystem ist in der TCM das so genannte „Wei-Qi“, eine Energie die an der Oberfläche des Körpers zirkuliert, also als 2. Haut bezeichnet werden kann. Menschen, die Probleme mit der Lunge bzw. mit der Atmung haben, sind – aus Sicht der chinesischen Medizin – nicht nur Menschen mit schwacher Lunge, beispielsweise Asthmatiker oder unter Bronchitis leidende, sondern auch solche, die eine Hauterkrankung oder ein schwaches Immunsystem haben.

PHARMAKOLOGISCHE FORSCHUNG AN FLECHTEN

Die Entdeckung von Penicillin (Alexander Fleming; 1881–1955) gilt als große Errungenschaft in der Medizin. Man beobachtete, wie sich Mikroorganismen, nämlich ein Schimmelpilz, vor schädlichen Angreifern schützt. Daraus folgerte man auch die nützliche Anwendung in der Medizin zur Behandlung von Infektionen bei Menschen. Der Mikrobiologe Selmann Waksmann führte 1942 den Begriff „Antibiotika“ ein. Es ist ein Begriff aus dem Griechischen und setzt sich aus den Worten *anti* (gegen) und *bios* (dem Leben) zusammen. Bis zum 20. Jahrhundert behandelte man Infektionen mit traditionellen Heilmitteln aus der Natur, für deren antibakterielle Wirksamkeit es viele Belege in den Heilsystemen aller Weltkulturen, wie dem Ayurveda, der Traditionellen Chinesischen Medizin, antiker westlicher Medizin und auch der Medizin einer Vielzahl indigener Bevölkerungen gibt.

In den 40er-Jahren des vergangenen Jahrhunderts, kurz nach Entdeckung des Penicillins, wurde die antibakterielle Wirkung von Flechtensubstanzen geprüft und mehrere Flechtenpräparate zugelassen. Zahlreiche Studien in der Phytopathologie dokumentieren eine fungizide, antibakterielle und virostatische Wirkung von Flechten oder deren Substanzen. Es wird geschätzt, dass zirka 40–50 % der Flechten antimykotische Wirkung besitzen.

In den 1970er- und 1980er-Jahren kam es auf dem Gebiet der Antibiotika zu einer starken Forschungsaktivität. Antibiotika zählen zu den weltweit am häufigsten verordneten Medikamenten, ihr Marktanteil liegt etwa bei 13 % unseres gesamten Arzneimittelverbrauchs. Seit 1985 konnte keine bedeutende neue Klasse von Antibiotika gefunden werden, die Forschung in diesem Segment stagniert seit einigen Jahrzehnten. Antibiotika sind hochwirksame Arzneimittel, die, verantwortungsvoll und sachgerecht eingesetzt, mitunter lebensrettende Heilwirkungen entfalten können, aber auch eine Reihe von Nebenwirkungen haben. In der Praxis mangelt es jedoch oft an (ärztlichem) Verantwortungsbewusstsein und Antibiotika werden oft nicht zielgerichtet und viel zu häufig verordnet. Dieser massenhafte und unsachgemäße Einsatz von Antibiotika bei Mensch und Tier erhöht und beschleunigt die Entwicklung von Resistenzen. Antibiotika werden in unvorstellbarer Menge in der Fleischproduktion eingesetzt und sind mittlerweise in unserer Nahrungskette und sogar im Trinkwasser vorhanden. Folglich wird die Wirkung von Antibiotika immer schwächer oder teilweise unwirksam.

Die steigende Zahl von multiresistenten Mikroorganismen führt zu einem vermehrten Bedarf, Pharmaka aus Naturstoffen zu erforschen, insbesondere bei Infektionskrankheiten.

Es wurden erste Untersuchungen an Flechten aus den Gattungen Bartflechten *(Usnea)*, Strauchflechten *(Cladonia, Evernia)* u. a. durchgeführt und eine Hemmung des Bakterienwachstums (Strepto- und Staphylokokken, *Bacillus subtilis*) festgestellt. Die besten Ergebnisse wurden mit usninsäurehältigen, in Bartflechten vorkommenden Extrakten erzielt. Beinahe alle der untersuchten traditionellen Heilflechten erwiesen sich als antibakteriell wirksam. Ein Dekokt (1 : 20) aus Isländischer Moos-Flechte erwies sich noch in einer Verdünnung von 1 : 10.000 bis 1 : 50.000 als wachstumshemmend für Tuberkelbakterien.

Im Zuge der Forschung an Antibiotika aus Flechten konnte auch festgestellt werden, dass die Flechtensäure (Usninsäure) sich als geeignetes Fungizid gegen eine Reihe von Pilzen, wie Mehltau bei Bohnen, Braunfäule des Steinobstes, Gurkenfäule, Brennfleckkrankheit, Bohnenrost, Bohnenfäule und gegen den Erreger von Tomatenwelke, erwies. Einzelne Flechtenarten wurden auch erfolgreich bei der Bekämpfung des Tabakmosaikviruses eingesetzt: Mit dem Flechtenextrakt besprühte Blätter waren gegen den Erreger deutlich besser geschützt als die Vergleichsgruppe ohne Flechtenschutz.

Der therapeutische Einsatz von Flechten bei Krebsleiden ist bereits aus der traditionellen Medizin vereinzelt bekannt. Schon in der arabischen Medizin wurden „Ushnah" als Heilmittel gegen „harte Geschwülste" beschrieben. Bei Untersuchungen verschiedener Flechtenarten, darunter auch Bartflechten, *Cladonia*-Arten und Isländisches Moos, wurden tumorhemmende Wirkungen festgestellt. Die im Isländischen Moos enthaltene Protolichesterinsäure zeigt beispielsweise eine deutliche In-Vitro-Aktivität gegen das Magen- und Zwölffingerdarm-Geschwür (und -Krebs) hervorrufende Bakterium *Helicobacter pylori*.

SONSTIGE NUTZUNG DER FLECHTEN – EINST UND JETZT

FLECHTEN ALS NAHRUNGS- UND KONSERVIERUNGSMITTEL

Die Verwendung von Flechten durch Menschen – vor allem in Notzeiten – reicht lange zurück. In Schweden, Norwegen und Island werden Rentierflechten und Isländisches Moos vermahlen und mit dem Brotmehl vermischt. Skandinavische Segelschiffe führten stets eine ausreichende Menge an Isländischem Moos zur Konservierung des Mehls gegen Getreidekäfer mit. Die antibiotischen Eigenschaften der Flechte dürften bereits damals bekannt gewesen sein.

Isländisches Moos wurde in Island wie folgt als Speise zubereitet: Die Flechte wird einen Tag in Wasser gelegt, dann zerkleinert und mit Milch gekocht. Diese Art Grütze diente entweder warm oder kalt genossen als allgemein gebrauchtes, leicht verdauliches und sehr nahrhaftes Gericht.

Um die Flechten für Menschen genüsslich zu machen, musste die bitter schmeckende und im Übermaß genossene zu Übelkeit führende Flechtensäure Cetrarin ausgewaschen werden. Da die Entbitterung mittels kaltem oder heißem Wasser nur unvollständig gelang, wuschen sie die Flechtensäure mit Alkali oder mit auch für ärmere Leute leicht zugänglicher Pottaschelösung aus. Für die Konzentration dieser Lösung gab es keine verbindlichen Angaben, nur sollte sie nicht zu hoch sein, da sonst zu viele Nährstoffe ausgewaschen werden. Jöns Jakob Berzelius (1779–1848, schwedischer Mediziner und Chemiker) empfahl 1 Pfund gereinigtes und gut zerkleinertes Moos mit 8 Pfund Wasser, dem ein Viertel Pfund Pottaschelauge zugesetzt wurde, zu waschen. Alois Kosch berichtete in seinem Werk „Handbuch der Deutschen Arzneipflanzen“ von einer Methode, die in Apotheken angewendet wurde: 5 Teile der Flechte werden mit 30 Teilen lauwarmer 1%iger Pottaschelösung vermischt und über 3 Stunden stehengelassen. Das bitter schmeckende Wasser wird abgegossen und die Flechte so lange mit kaltem Wasser gereinigt, bis die Lauge ausgewaschen ist.

Bei Jöns Jakob Berzelius findet man aber auch folgende Zubereitungsmethode nur mit Wasser, ohne Pottaschelauge: Die Isländische Moosflechte wird nach Entbitterung längere Zeit mit der 12- bis 14-fachen Menge Wasser auf das 8- bis 10-Fache eingekocht, nach dem Abseihen erhält man eine schleimige Brühe. Diese ist anfangs noch klar, dann aber undurchsichtig und wird bei Abkühlung unter Bildung einer Haut zu einer gallertartigen, geschmacklosen Masse. Diese Gallerte kann mit etwas Wein und

Zucker, verfeinert mit Gewürzen, wie Zimt und Rosinen, aufgekocht werden und liefert eine bekömmliche Suppe. Der Rückstand, der beim Abseihen der Brühe zurückbleibt, kann als schmackhaftes Gemüse oder als Salat verwendet werden.

Es finden sich auch verschiedene Rezepte zur Brotherstellung, bei denen Flechten Verwendung finden. So wird z. B. die bereits entbitterte Flechte mit viel Wasser (1 Gewichtsanteil Flechte mit 24–28 Gewichtsteilen Wasser) so lang gekocht, bis ein Drittel des Wassers verdampft ist, und anschließend wird Weizen- oder Roggenmehl hinzugefügt. Das Ganze zu einem dicken Brei einkochen, Sauerteig beigeben und die Masse gären lassen. Wahlweise können Salz und Pfeffer oder Zucker und Zimt dazugegeben werden, um den Geschmack zu verbessern. Statt Wasser kann Milch verwendet werden und durch Beigabe von Eigelb und Zucker wird das Brot nahrhafter.

Andere wiederum bereiten das Brot wie gewohnt zu, ersetzen aber die Hälfte des herkömmlichen Mehls durch Flechtenmehl. Es wurde auch versucht, aus Isländischem Moos ein Diabetikerbrot herzustellen. Dies stieß auf Schwierigkeiten, weil die Flechte nicht gärfähig ist.

Brot, das mit einem Anteil Flechtenmehl hergestellt wurde, erwies sich als besonders lagerungsfähig. Die nicht vollständig extrahierten Flechtensäuren konnten aufgrund ihrer antibiotischen Wirksamkeit das unerwünschte Wachstum von Schimmelpilzen verhindern, ein solches Brot war lange Zeit haltbar. Dünne wohlschmeckende Kekse lassen sich backen, indem man mit Flechtenmehl, Fett (Öl), Mandeln, Nüssen und Backpulver einen Teig bereitet und auch zur Herstellung von Schokolade wurden Flechten verwendet.

Vergleicht man den Nährwert von Flechten mit anderen kohlenhydrathaltigen Nahrungsmitteln, fällt das Ergebnis sehr gut aus. Sowohl beim Isländischen Moos *(Cetraria islandica)* als auch bei der Rentierflechte *(Cladonia rangifernia)* beträgt er gegenüber der Kartoffel zirka das Dreifache. Dass Isländische Flechten für einen längeren Zeitraum als Nahrungsmittel ausreichen, zeigen Reiseberichte von John

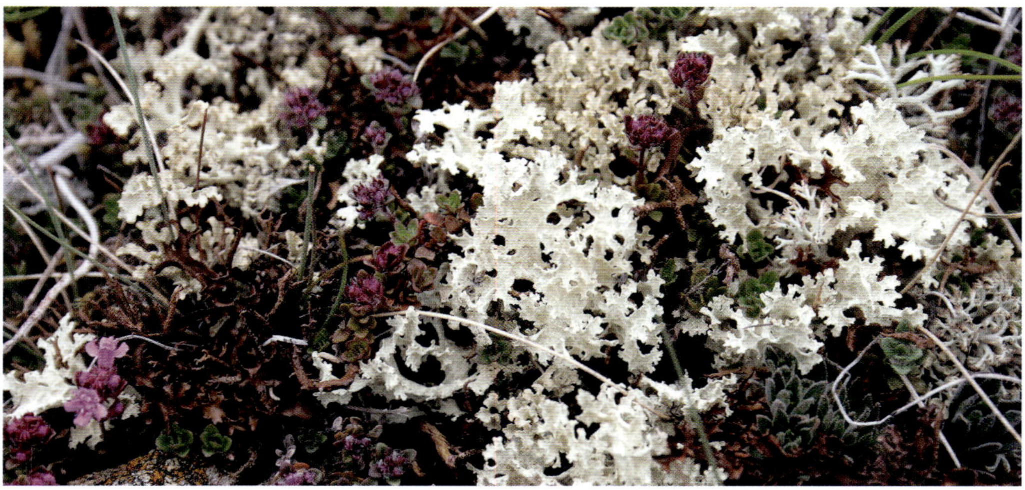

Isländisches Moos *(Cetraria islandica)*

Franklin und der Teilnehmer an seiner Nordpolexpedition im Jahr 1821.

In Indien verwenden Inder Curry „dagful“ aus Flechten zur Haltbarmachung von Speisen, es wird auch als Gewürz sehr geschätzt. Die antibiotischen Eigenschaften werden traditionell für die Haltbarmachung von Gewürzen und Speisen verwendet. Zum Zweck der Konservierung von gedünstetem Fleisch wird eine Flechtenart aus dem Iran und Indien *(Parmelia sanctialgelia)* nach Saudi-Arabien importiert. In den USA starteten Ende der 1950er-Jahre Versuche mit Flechten, um Konserven haltbar zu machen.

Eine andere Flechte, die Menschen als Nahrungsmittel dient, ist die so genannte Mannaflechte *(Lecanora esculenta)*, eine Krustenflechte, die oft vom Wind zu großen Ansammlungen zusammengeweht wird. Sie hat die Eigenart, sich beim Austrocknen sehr leicht vom felsigen Substrat abzulösen. Die Mannaflechte gedeiht in Steppen und Wüstensteppen des Vorderen Orients und in Nordafrika. Diese süß schmeckende Flechte ist ohne Vorbehandlung für den menschlichen Genuss verwendbar. Sie wurde früher von den Tataren gesammelt und zur Herstellung eines „Erdenbrotes“ verwendet. Auch Haustieren, wie Ziegen und Schafen, wird sie gern verfüttert. Ihre von der Unterlage gelösten Thalli werden bei stärkerem Wind in großen Mengen selbst über weite Entfernungen verweht. Fälle größeren „Mannaregens“ sind vielfach bekannt. Diese Eigenart hat viele Beobachter veranlasst, *Lecanora esculenta* als das im Buch Exodus nicht näher charakterisierte biblische Manna zu bezeichnen. Ob diese Deutung wirklich zutrifft oder ob andere Materialien das Manna des Alten Testaments lieferten, ist heute mit Sicherheit kaum noch zu beurteilen. Jedenfalls hat sich für *Lecanora esculenta* der deutsche Name „Manna-Flechte“ eingebürgert.

Die ostasiatische Küche ist für ihre Experimentierfreudigkeit und das ungewöhnliche, reichhaltige Repertoire ihrer Zutaten bekannt. So verwundert es kaum, dass in Japan eine blattartige, epilithische Flechte gesammelt und als Delikatesse gehandelt wird. Bis heute gilt in Japan eine Nabelflechte namens *Umbilicaria esculenta* als Delikatesse und ist ein beliebter Exportartikel. „Iwatake“ – so die japanische Bezeichnung für diese Flechte (von japan. *Iwa* = auf Stein wachsend und *take* = Pilz) – wächst auf steilen Felswänden und muss mühevoll gesammelt werden. Danach wird sie aufwändig als Suppe, Salat oder gebacken genossen und findet in traditionellen japanischen Gerichten vor allem für festliche Anlässe Anwendung.

In Stockholm wurde 1867 damit begonnen, einen Branntwein aus Flechten herzustellen. Ein rein aus Flechten hergestellter Schnaps hat eine schwach mandelartige Geruchs- und Geschmacksnote. Die Anzahl der Brennereien wuchs schnell und bereits im Jahr 1869 wurde mehr als 1 Million Liter 50%iger Branntwein erzeugt. Die Brennereien hatten jedoch keinen langen Bestand, weil die Ausbeute den Erwartungen nicht entsprach. Mit der Zeit traten Schwierigkeiten bei der Flechtenbeschaffung auf, die notwendige Menge musste von weit her geschafft werden. Flechten sind langsamwüchsige Gewächse, die einmal abgeerntet, ungefähr 10–12 Jahre brauchen, um wieder auf den Bestand zu kommen.

In einem orthodoxen Kloster in Sibierien verwendeten die Mönche vor allem Lungenflechten *(Lobaria pulmonaria)* für die Bierbrauerei anstelle von Hopfen als Bitterstoff und zur Haltbarmachung.

FLECHTEN ALS FUTTER UND LEBENSRAUM FÜR ORGANISMEN

Da Flechten so gut wie überall zu finden sind, liegt es nahe, dass Flechten schon immer vielfältig genutzt wurden. So wurden Flechten früher ins Viehfutter gemischt, um das Wachstum und die Widerstandsfähigkeit der Jungtiere zu fördern. Für die Rentiere ist Rentierflechte und Isländisches Moos in der kalten Jahreszeit eine Grundnahrung. Auch Wildschafe fressen in Notzeiten Moos und Flechten. Der bittere Geschmack scheint den Tieren nichts auszumachen.

In unseren Regionen wurden bis ins 20. Jahrhundert große Mengen Isländisches Moos für die Schweinemast genutzt. Die Flechten wurden in saurer Milch gekocht und gemeinsam mit der Milch verfüttert. Diese Flechten wurden deshalb in den Niederen Tauern auch als „Saugraupen" bezeichnet. Überlieferungen zufolge hatte Isländisches Moos bis in die Mitte des 19. Jahrhunderts eine landwirtschaftliche Bedeutung und wurde als begehrtes Viehfutter in großen Mengen gesammelt. Im Alpenraum wurden für das Aufsammeln der Flechten eigene „Graupenrechen" eingesetzt. Ein Exemplar ist noch heute im Landesmuseum für Kärnten ausgestellt. Waren Pferde oder Ochsen mager, wurden sie an Orte, an denen Flechten vorkamen, getrieben und kamen so über einen Zeitraum von drei oder vier Wochen wieder zu Kräften.

In Südtirol sammelten im vorigen Jahrhundert noch Kleinlandwirtschaft betreibende Arbeiter und Handwerker die Flechten von Nadelbäumen, um sie als Futtermittel zu verwenden. Diese konnten vor allem im Winter je nach Bedarf von den Bäumen genommen werden.

An abgegrasten Baumstämmen kann man beobachten, dass Rinder, Schafe und Ziegen auf Weiden verschiedene Flechten von den Bäumen fressen und sich auf diese Weise wichtige Mineralstoffe und eine natürliche prophylaktische Medizin holen. Landwirte trieben nach Tau- oder Regentagen ihr Vieh in Almregionen mit Flechtenwuchs hoch. Durch den Regen wurden die Flechten weich und genießbar, an sehr heißen, trockenen Tagen verwandelten sie sich in ein borstiges, hartes Gewächs, das

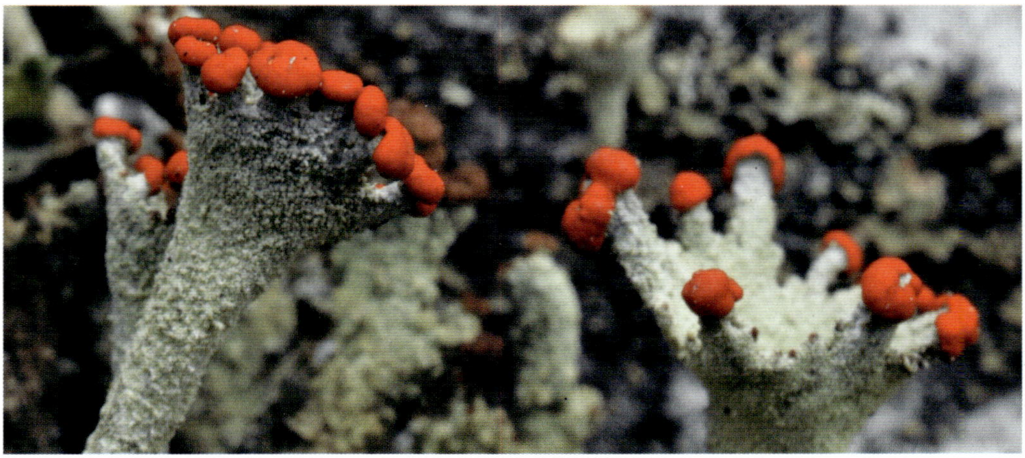

Echte Rentierflechte *(Cladonia rangiferina)*

die Tiere nicht anrührten. Dieses überlieferte Wissen schaffte Wahlmöglichkeiten beim Abweiden und hatte den Effekt, dass auf diesen Weiden über den Dung der Tiere wieder organische Nährstoffe zugeführt wurden. Die spröden Bodenflechten wurden durch das Betreten des Viehs etwas zerstampft und in diesen offenen Trittstellen entstanden neue Keimstellen für Almkräuter und Almpflanzen. Der Reichtum an Almkräutern und -pflanzen, wie Frauenmantel, verschiedenen Wegericharten, dem Alpenrispengras oder Arnika, war somit dem Isländischen Moos und den Rentierflechten zu verdanken. Seit Generationen zeigte sich dieser Kreislauf der Almbewirtschaftung als vorteilhaft, während andere Versuche, in diesen Lagen die Weiden zu verbessern, meist fehlschlugen.

Zu den Säugetieren, die Flechten verzehren, gehören unter anderem Wühlmäuse, Lemminge, Eichkätzchen und Murmeltiere bis hin zu größeren Tieren, wie Rehe, Hirsche, Steinböcke, Bergziegen, Moschusochsen, Elche und sogar Eisbären. Rentiere sind sogar namensgebend für einige strauchförmig verzweigte, aufrecht auf dem Boden wachsende Flechtenarten aus der Gattung *Cladonia*: neben der echten Rentierflechte *(Cladonia rangifernia)* gibt es die Stern-Rentierflechte *(Cladonia stellaris)*, die Wald-Rentierflechte *(Cladonia arbuscula)*, die Milde Rentierflechte *(Cladonia mitis)* oder die Ebenästige Rentierflechte *(Cladonia portentosa)*. Diese Flechtenarten bewachsen magere, flachgründige Böden und mit Erde bedeckte Felsen. Bevorzugt gedeihen sie auf sauren Böden, man findet sie aber auch auf Kalk.

Im hohen Norden leben trotz widriger Lebensbedingungen Samen, Karibu-Eskimos und andere indigene Bevölkerungsgruppen, deren Existenz einzig und allein das Rentier

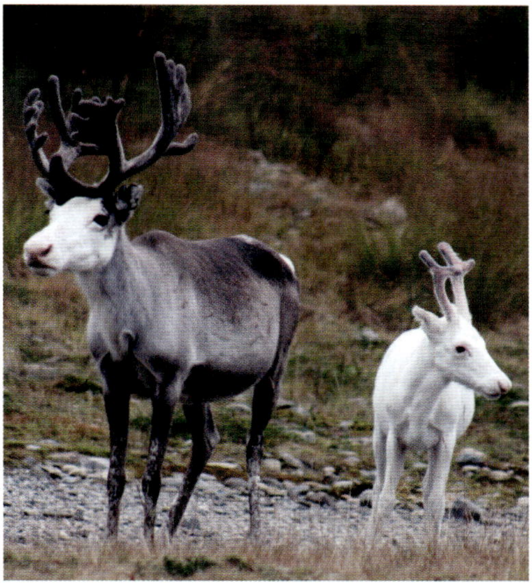

Rentiere nahe Hammerfest (Norwegen)

ermöglicht. Im Winter ist die Rentierflechte, die unter der dicken Schneedecke gedeiht, die einzige Nahrungsquelle für die Tiere. Elche und Moschusochsen leben etwa sechs Monate im Jahr beinahe ausschließlich von den Flechten, und um an das Futter zu kommen, wird die Schneedecke mit den Vorderhufen entfernt.

Selbst Primaten, wie der in Südchina beheimatete Schwarze Stumpfnasenaffe, ernähren sich zum Teil von Flechten. Diese kälteresistente Affenart besiedelt Gebirgswälder zwischen 3.000 und 4.700 m Seehöhe, wo oft monatelang Temperaturen unter dem Gefrierpunkt herrschen und meterhoch Schnee liegt. Bartflechten der Gattung *Bryoria*, die das ganze Jahr zur Verfügung stehen, stellen eine wichtige Nahrungsquelle dar.

Flechten geben mikroskopisch kleinen Lebewesen bis hin zu großen Wirbeltieren Schutz und Nahrung. Man findet in großen Flechtenpolstern beispielsweise Wimperntierchen, Rädertierchen oder Amöben. Aber auch Ameisen, Springschwänze und kleinere Käfer finden in Flechtenpolstern ihren Lebensraum. Meist tummeln sich eine Vielzahl von Milben in den Flechten und diese dürften den Flechten sogar dienlich sein, da im Milbenkot sowohl Pilzsporen als auch Algenzellen zu finden sind, der so zur Verbreitung der Flechte beiträgt.

Schnecken entwickeln ein eigenes Enzym, um die Kohlenhydrate der Flechten verwerten zu können, meiden aber gleichzeitig die für Warm- und Kaltblütler giftig wirkende Vulpinsäure. Staubläuse ernähren sich von Grünalgen und Pilzen und bevorzugen Flechten, die beides anbieten. Aus diesem Grund werden diese Insekten auch Flechtlinge bezeichnet. Von den weltweit bekannten mehr als 4.000 Arten an Flechtlingen kommen rund 100 auch in Mitteleuropa vor.

Vielen Schmetterlingslarven dienen Flechten als Nahrungsquelle, so z. B. den Raupen des unscheinbaren Nachtfalters Flechtenbär, der auch bei uns heimisch ist. Die nachtaktiven Raupen leben von Flechten auf Steinen, Bäumen oder Gebäuden und verstecken sich tagsüber unter Steinen oder zwischen den Flechten.

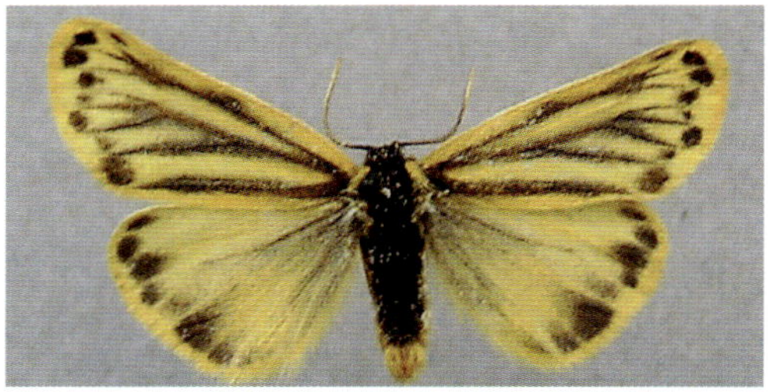

Kleiner Flechtenbär *(Setina aurita)*

Einige heimische Vögel, wie der Buchfink und die Schwanzmeise, benutzen Flechten für ihren Nestbau. Beide Geschlechter der Schwanzmeise sind daran beteiligt, was mehr als einen Monat in Anspruch nehmen kann. Es entsteht ein kompakter Bau, mit einer Höhe von bis zu 25 cm und einem Durchmesser von bis zu 18 cm. Die bis zu 3 cm starke Wand des Nests besteht vorwiegend aus Flechten, Moos und Spinnweben mit einem kleinen Schlupfloch als Zugang. Um das Nest gut zu tarnen, werden oft graue Flechten als äußerste Schicht verwendet.

Einigen Insekten dienen Flechten als Tarnung, indem sie ihre Zeichnung den Flechten angeglichen haben oder – wie eine in Neuguinea vorkommende Käferart – sich lebende Flechten auf den Rücken bürden.

ANWENDUNG IN DER TIERHEILKUNDE

Aufzeichnungen von Heilwirkungen des Isländischen Mooses nicht nur in der Human-, sondern auch in der Tiermedizin reichen sehr weit zurück. Beispielsweise berichtet der Botaniker Jacob Breyne (1637–1697) in einem Brief wie folgt über eine wundersame Heilung aus dem Tierreich:

... Sie führten zugleich eine fast unglaubliche Begebenheit mit einem Pferde an, welches das Bein gebrochen hatte, und doch durch diese Salbe (mit „Island Moos", Danzinger Bier, Schwarzwurz und Schweineschmalz) innerhalb sechzehn Tagen wieder geheilet worden ware ...

Lungenkranken Tieren verabreichte man eine Handvoll aufgequollenes Isländisches Moos direkt in den Schlund als Heil- und Mineralfutter zur Lösung des Lungenschleims und schüttete genügend Wasser nach, um ein Ausspucken des Mooses zu verhindern. Ein lang angesetzter Absud der gut zerkleinerten

Flechte hat aufgrund seiner Bitterstoffe abführende Wirkung. Wird der Absud ein weiteres Mal angesetzt, wirkt er aufgrund des hohen Anteils an Schleimstoffen bei starken und schleimhautschädigenden Durchfällen beruhigend. Durch die Zugabe von Leinsamen wird diese Wirkung noch verstärkt.

Der Tee kann als Heiltrank den Haustieren bei Fressunlust, Darmerkrankungen, Ruhr, Kolik sowie Husten und allen Lungenerkrankungen (einschließlich Tuberkulose) gegeben werden. Als Wundstreupulver findet Isländisches Moos auch in der Tiermedizin Anwendung.

FLECHTEN ALS FÄRBEMITTEL

Vermutlich gehen die ersten Beschreibungen über Flechten als Färbemittel auf Theophrast (371–284 v. Chr.) zurück:

Der Tang, in der hohen See, den die Schwammfischer beim Tauchen heraufbringen, wächst bei Kreta am reichlichsten und schönsten auf den Felsen am Strande. Man färbt damit nicht alleine Bänder, sondern auch Wolle und Gewänder. Solange die Farbe noch frisch ist, ist sie viel schöner als Purpur.

Es ist anzunehmen, dass die Flechte *Roccella tinctoria* gemeint war, die auf mediterranen Felsen in der Spritzwasserzone wächst. Diese Flechte fand auch bei den Ägyptern und Römern für Färbezwecke Verwendung. Eine ähnliche Beschreibung taucht auch bei Dioskurides „De Materia Medica“ und bei Plinius auf.

Im späten Mittelalter gelangte das Wissen über die Färberflechten nach England. Um 1750 wurden zirka 100.000 Tonnen *Roccella*-Flechten jährlich von den Kapverdischen und Kanarischen Inseln nach Britannien exportiert. Auf den Hebriden wird aus einer Paste aus Krusten- und Bartflechten „Cudbear“ hergestellt, ein rot-violettes Farbpigment. Aus Preußen ist bekannt, dass Leinentücher mit geflecktem Lungenkraut braun und im schwedischen Smaland Wolle mit der Wolfsflechte gelb gefärbt wurde. Die antibiotischen Eigenschaften der Flechtensubstanzen machen die Stoffe und Wolle nach der Färbung resistent gegen Mottenfraß.

Carl von Linné beschrieb in der „Lappländischen Reise“ (1732) erstmals den Einsatz von Färberflechten in Skandinavien und ein Schüler von Linné, der Schwede Johan Peter von Westring, legte einen umfassenden, mit Farb- und Garnproben verzierten Atlas mit 24 Färberflechten vor.

Die zu Färbezwecken verwendeten Flechtenfarben sind in den Flechten nicht ursprünglich vorhanden, sondern entstehen erst nach zum Teil recht umständlicher Vorbehandlung des Pflanzenmaterials. Es sind also Umwandlungsprodukte von Flechtensäuren. Anfangs versetzte man das zerkleinerte Flechtenmaterial (vor allem

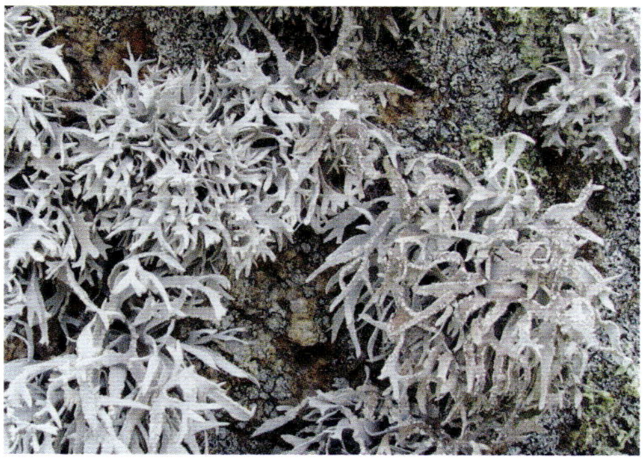

Roccella-Flechte zum Färben

Lecanora-, *Pertusaria-* und *Roccella*-Flechtenarten) mit Urin und gelöschtem Kalk. Diese Mischung wurde der spontanen Gärung überlassen und dabei Bakterien freigesetzt, die verschiedene Flechtenstoffe abspalten. Bei ausreichender Sauerstoffversorgung erhält man das violette Orcein. Die Herstellungsverfahren wurden später verbessert, indem man die Färberflechten gleich mit Ammoniak, Pottasche, Kalk und Gips behandelte. Die gewonnenen Farbmassen wurden unter der Bezeichnung Orseillekarmin oder Orseilleviolett bis ins 19. Jahrhundert auch zum Färben von Wolle und Seide benutzt, doch Pflanzenfasern ließen sich damit nicht färben. Die käufliche Orseille ist eine teigige Masse von rotvioletter bis dunkelvioletter Farbe, die nach Ammoniak riecht. Zur Färbung löste man Orseille in warmem Wasser fast bis zum Kochen auf. Wolle wurde bei hoher, Seide bei niederer Temperatur gefärbt. Das Ergebnis war von augezeichneter Qualität, doch waren die Farben nicht lichtecht, auch die Zugabe von Beize, wie Alaun oder Weinstein, änderte daran nichts. Aus diesem Grunde fügte man Orseille anderen Farbstoffen hinzu, um deren Farbton zu verstärken.

Mit der Erfindung der Kohleteerfarben durch William Henry Perkin im Jahr 1856 wurde die bis dahin dominierende Färbung von Textilien mit Pflanzen- und Flechtenextrakten zurückgedrängt. Einzig die Traditionsfirma Harris Tweed auf den schottischen Hebriden hat bis in die jüngste Vergangenheit Flechten zur Färbung der von ihnen verarbeiteten Schafwolle eingesetzt.

Ein anderer Farbstoff, zu dessen Herstellung *Ochrolechia-* und *Roccella*-Arten verwendet werden, ist Lackmus oder Lacca Musci. Lackmus ist eine Erfindung der Holländer und die Bereitung wurde lange Zeit streng geheim gehalten. Später wurde dieser Farbstoff auch in Südfrankreich und in einigen Gegenden Westdeutschlands hergestellt. Der Vorgang bei der Bereitung des Lackmus ist ähnlich dem der Orseille. Die zerkleinerte Flechte wird in Wasser gelegt und mit Pottasche und Ammoniak einer lang andauernden Gärung überlassen. Das Endprodukt ist ein blauer Farbstoff. Diesem Brei werden Gips und Kreide zugesetzt, dann wird er in flachen Pfannen ausgebreitet und im Schatten getrocknet. Die großen Platten werden dann in kleine Täfelchen zerschnitten und so in den Handel gebracht. Zur Färbung von Faserstoff eignet sich Lackmus nicht, sondern man verwendete ihn früher besonders in Holland zum Bläuen der Wäsche und zur Färbung von Genussmitteln, wie Wein, Backwerk, Likör usw.

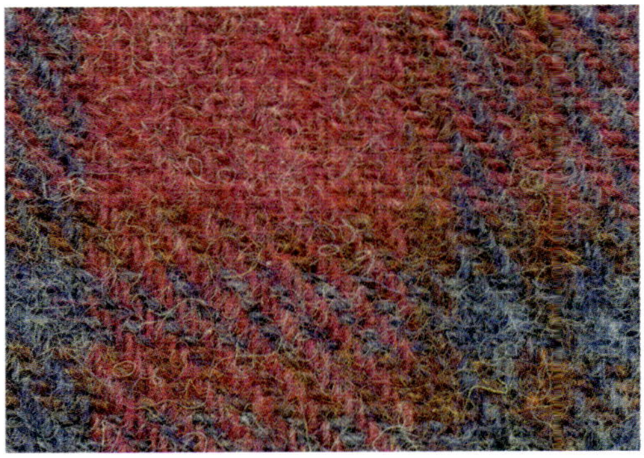
Stoffmuster Harris Tweed, Hebriden (Schottland)

Eine größere Bedeutung erlangte Lackmus als Indikator in der Chemie. Die Eigenschaft der blauen Lackmuslösung, sich bei Zusatz von Säuren rot zu färben, dieses Rot aber wieder in Blau zu verfärben, wenn man eine Base zugibt, macht Lackmus zu einem unentbehrlichen Reagens. Zur bequemeren Handhabung bedient man sich des Lackmuspapiers oder der Lackmustinktur.

FLECHTEN ALS PARFÜMBESTANDTEILE

Heute bildet die Verarbeitung von Flechten in der Parfümindustrie den größten Zweig der ökonomischen Nutzung, jährlich werden Tonnen von Flechten zur Parfümherstellung gesammelt. Verwendung finden insbesondere das Eichenmoos *(Evernia prunastri)* und das Baummoos *(Pseudevernia furfuracea)*, um daraus Seifen, Kosmetika, Lotionen und Parfüms zu fertigen. Beide Flechtenarten werden nach dem Trocknen, Säubern und Wiederbefeuchten mit Methanol, Petroläther, Benzol oder Äthanol extrahiert und liefern einen grün bis schwarzbraun gefärbten Auszug. Anschließend werden Harze und Wachse mit Hilfe von Alkohol ausgefällt. Der charakteristische Geruch der Flechten wird von den Spezialisten mit den Bezeichnungen herb, krautig, moosartig etc. umschrieben.

Moosige Duftnuancen spielen eine große Rolle in nahezu allen Parfümtypen, besondere Bedeutung haben sie aber in den Chyprenoten. Sie haben ein sehr komplexes Geruchsbild und können neben der eigentlichen Mooskomponente algige, ledrige, holzige und andere Merkmale aufweisen. Ihre ausgezeichneten fixierenden Eigenschaften machen sie ebenso unentbehrlich wie ihre Fähigkeit, Düften eine besondere Fülle und Tiefe zu verleihen. Fixieren heißt dabei, den Duft eines Parfüms über einen möglichst langen Zeitraum zu erhalten. Dazu werden schwerflüchtige Stoffe verwendet, die ihre volle Geruchsintensität erst nach einiger Zeit entfalten und dann längere Zeit behalten. Oft riechen sie selbst nicht sehr stark, verlängern aber den Geruchsablauf anderer Stoffe. Eichenmoos und das Baummoos werden auch als Bindemittel für Parfümöle eingesetzt.

Bewohner der südlichen Sahara machen sich auch die Eigenschaft mancher Flechten, Duftstoffe stark zu absorbieren, zunutze, indem sie Extrakte einer Flechtenart *(Ramalina papaguaensis)*, mit Rosenöl vermischt, dem Tabak beifügen.

FLECHTEN ALS SCHMUCK UND DEKORATION

Tonnenweise werden Rentierflechten (insbesondere *Cladonia stellaris*) in Finnland, Norwegen und Schweden gesammelt, um sie zu exportieren. Verwendung finden diese graugelben Flechten dann bei uns für Kränze und Gestecke. Diese Flechtenart eignet sich wegen ihrer buschigen Form auch zur Herstellung von Bäumchen und Büschen für Architektenmodelle und Modelleisenbahnen und zum Basteln von Krippen. Dazu werden sie oftmals eingefärbt und mit Glycerin behandelt, damit sie ihre Sprödigkeit verlieren.

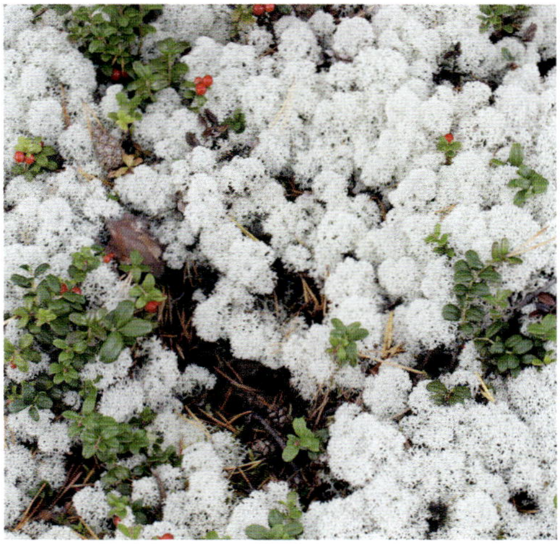

Rentierflechte, Süd-Tröndelag (Norwegen)

FLECHTEN IN VOLKSKUNDE, BRAUCHTUM UND SAGE

Eine ganz besondere Verwendung von Flechten kann man beim so genannten „Wilde-Mändle-Tanz“ beobachten, der heute noch alle fünf Jahre in Oberstdorf im Oberallgäu aufgeführt wird. Dieser recht außergewöhnliche Tanz, der von insgesamt 13 Männern vorgeführt wird, gilt als ältester Kulttanz der Alpenländer und war früher im gesamten Alpengebiet verbreitet. Die Tänzer sind am ganzen Körper mit Bartflechten geschmückt, am Kopf tragen sie einen Kranz aus Stechpalmenblättern und um die Hüfte einen Gürtel aus frischem Tannen- bzw. Fichtenreisig. Ihre Darbietung, die auf einen über 2.000 Jahre alten Brauch aus der Keltenzeit zurückgeführt wird, wird von besonderen Gesängen und urtümlicher Musik begleitet.

Eine ähnliche Tradition findet man auch in der Marktgemeinde Telfs in Tirol. Alle fünf Jahre findet hier das so genannte Schleicherlaufen statt. Bei diesem traditionellen Fastnachtslauf sorgen die „Wilden“ für Ordnung – grimmig maskierte Männer und Burschen, die über und über mit Bartflechten behangen sind.

Und eine Tiroler Sage, aufgezeichnet von Ignaz Zingerle im Jahre 1859, erzählt vom Isländischen Moos – damals Misere genannt –, das in den Alpentälern nicht mühsam in großen Höhen gesammelt werden musste, sondern reichlich auf den Wiesen in den Tälern gedeihte. Die Schweine wurden fett, die Kühe gaben Milch im Überfluss, die Menschen lebten in Gesundheit und Überfluss. Doch Christus wollte prüfen, ob die Talbewohner bereit sind, dieses Glück auch mit Schwächeren zu teilen:

Als Christus einst als Bettler verkleidet auf der Erde wandelte, um die Menschen zu prüfen, kam er zu einem stolzen Bauernhause. Darin herrschte Uebermuth und Reichthum und die Bäurin badete sich anstatt in Wasser in fetter Milch. Dieser Ueberfluß rührte aber vom Misere her, das auf allen Feldern und Wiesen üppigst wuchs und die Kühe milchreich machte. Jesus bat die stolze Bäuerin um ein Almosen, allein umsonst. Er ward mit harten Worten von der Thüre gewiesen. Da sprach Christus:

„Misere – wachs unterm Schnee.“

Seitdem verschwand im Thale das isländische Moos und mit ihm der Segen. Es ist nur mehr hoch auf den Bergen zu finden.

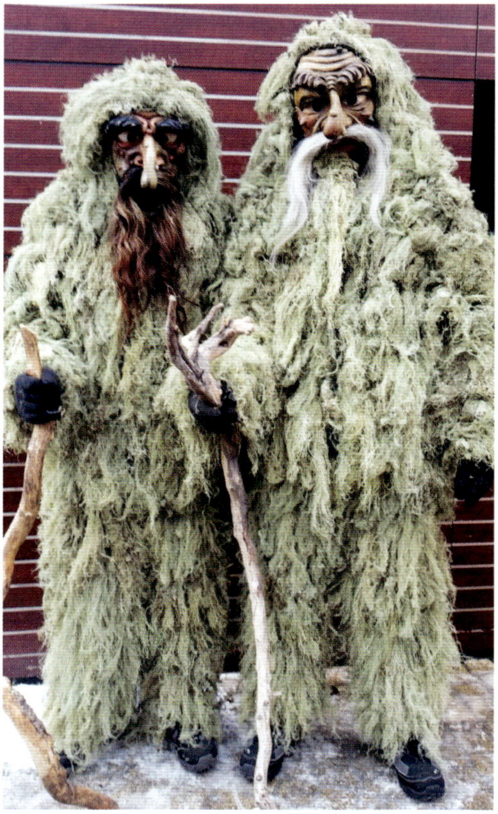

Wilde, Telfs (2015)

FLECHTENPORTRÄTS

BARTFLECHTEN

Volksnamen

Baumflechte, Baumbart, Baummoos

Beschreibung

Bartflechten *(Usneaceae)* gehören zur Gruppe der Strauchflechten und hängen meist als zarte Schleier an den Ästen der Bäume, daher auch der Beiname „Lametta der Bäume". Vereinzelt findet man sie auch auf Totholz oder Felsen. Die Verbindung zum Substrat erfolgt mittels Haftscheibe oder Haftknopf.

Die Gruppe der Bartflechten umfasst eine Vielzahl von Arten, in unseren Breiten sind folgende Gattungen anzutreffen:

- *Usnea* (Bartflechte im engeren Sinn)
- *Alectorici* (Fadenflechte)
- *Bryoria* (Fadenflechte)
- *Evernia* (Pflaumenflechte)
- *Corniciilcirici* (Hornflechte)
- *Thanmolia* (Wurmflechte)
- *Letharici* (Bandflechte)

Allen Bartflechten ist gemeinsam, dass sie ihren Wasserbedarf aus der Luftfeuchtigkeit decken können und daher bevorzugt in kühlen, feuchten und nebelreichen Wäldern vorkommen. Bei zu geringer Luftfeuchtigkeit trocknen sie rasch aus.

Vorkommen

In Lagen ab etwa 1.250 bis 1.700 Metern dominieren in Nadelwäldern die Bartflechten. Die Fäden der Bartflechten werden durch den Wind und den Schnee bewegt und bleiben an den Nadeln oder der rauen Borke hängen und bilden so ein zauberhaftes Netzwerk aus senkrecht bis waagrecht wachsenden Flechtenfäden.

Die Gattung *Usnea* ist leicht zu erkennen: Zieht man an einem Thallusfaden bzw. einen Thallusast etwas auseinander, reißen die Rinde und die Markschicht, der zugfeste Zentralstrang (Zentralachse) aber bleibt bestehen und ist als weiß gefärbter Faden sichtbar.

Die Bartflechte *(Usnea barbata)* hängt in Bergwäldern strauchartig an Zweigen und Baumstämmen von Laub- und Nadelbäumen. In der sauberen Luft höherer Lagen wird das Gewächs ungewöhnlich lang (bis zu einem Meter), Exemplare der Art *Usnea longissima* können sogar bis zu 5 Meter lang werden. Allerdings reagieren Bartflechten aufgrund der im Verhältnis zur Masse großen Oberfläche empfindlich auf Luftverschmutzung. So verringert sich der Wuchs bei zunehmender Schwefeldioxid-Belastung auf bis zu zehn Zentimeter oder sie ziehen sich vollständig zurück. Während vor einigen Jahrzehnten Bartflechten noch das Bild unserer Wälder prägten, sind sie nun aufgrund zunehmender Luftverschmutzung und klimatischer Änderungen in weiten Teilen Mitteleuropas bereits selten.

Drogenbezeichnung

Usnea barbata

Die Bartflechte wird innerlich wie äußerlich angewendet. Für die Herstellung von Naturheilmitteln wird das ganze Kraut verwendet, sei es nun als Tee, (Ur-)Tinktur, Extrakt oder Lutschpastillen. Die Zubereitung als Tee lindert Magen-Darm-Erkrankungen sowie Gallen-Beschwerden. Lutschpastillen mit Bartflechtenextrakt helfen gegen Mandel-, Hals- und Rachenentzündungen. Die in der Flechte enthaltenen Bitterstoffe legen sich wie ein Schutzfilm auf die Schleimhaut von Mund und Rachen, sodass die Entzündung wirkungsvoll behandelt wird. Präparate mit dem Extrakt der Bartflechte lassen sich für Umschläge und als Wundauflage verwenden. Äußerlich aufgetragen, desinfiziert der Extrakt offene Wunden und fördert den Wund-Heilungsprozess, die Bildung neuen Gewebes wird angeregt. Der Extrakt wirkt wegen seiner antimikrobiellen Wirkung desinfizierend und wird deshalb auch unterstützend bei Fußpilz, Furunkeln und Abszessen eingesetzt. Als Tinktur sorgt die Bartflechte auch dafür, dass im körpereigenen Fett gespeicherte Toxine (wie z. B. Schwermetalle und Pestizide) effizient ausgeleitet werden.

In der Kosmetik wurde der Bartflechtenextrakt wiederentdeckt und hat nun einen hohen Stellenwert. Hautschäden, wie Sonnenbrand, die durch eine zu starke Dosis UV-Licht verursacht wurden, können mit einem entsprechenden Bad oder einem Umschlag mit Bartflechtenextrakt deutlich gelindert oder sogar geheilt werden. Der Extrakt wirkt gegen Hautunreinheiten, Pickel, Akne und entzündliche Hautbeschwerden und dient allgemein als konservierende Komponente in Kosmetika. Außerdem ist die Bartflechte ein völlig natürliches Deodorant, das die Geruchsbildung hemmt. Trotz vieler positiver Eigenschaften gilt die Bartflechte als Pflanze mit einem relativ geringen Reizpotenzial, d. h., dass sie in der Regel sehr gut verträglich ist und keine nennenswerten Nebenwirkungen oder Wechselwirkungen mit Medikamenten bekannt sind. Positiv lässt sich zudem die geringe Allergiebereitschaft bewerten.

Inhaltsstoffe

Im Bartflechtenextrakt sind vorwiegend stabile, Schleim bildende Zuckerbausteine sowie bittere Flechtensäuren enthalten. Eine dieser Flechtensäuren ist die gegen verschiedene Arten von Bakterien und Pilzen (z. B. Mykobakterien, *Streptococcus aureus* und Staphylokokken) wirksame Usninsäure. Ebenfalls enthalten sind Gerbstoffe und Vitamin C. Da Vitamin C die Bindegewebsneubildung fördert und das Immunsystem stimuliert, ist die Bartflechte prädestiniert für Anwendungen auf oberflächlichen Wunden.

Verwendung als Heilpflanze

Johann Wonnecke von Kaub (er selbst nannte sich Johan von Cube; 1430–1503, deutscher Arzt und Botaniker) gibt um das Jahr 1485 in einem der ersten gedruckten Kräuterbücher eine Reihe von Indikationen für *Usnea barbata* an: In Wein eingelegt, empfiehlt von Cube die Flechte als Schlafmittel, Kontrazeptivum und gemeinsam mit Beifuß *(Artemisia vulgaris)* auch als Aphrodisiakum. *Usnea* soll blutstillend

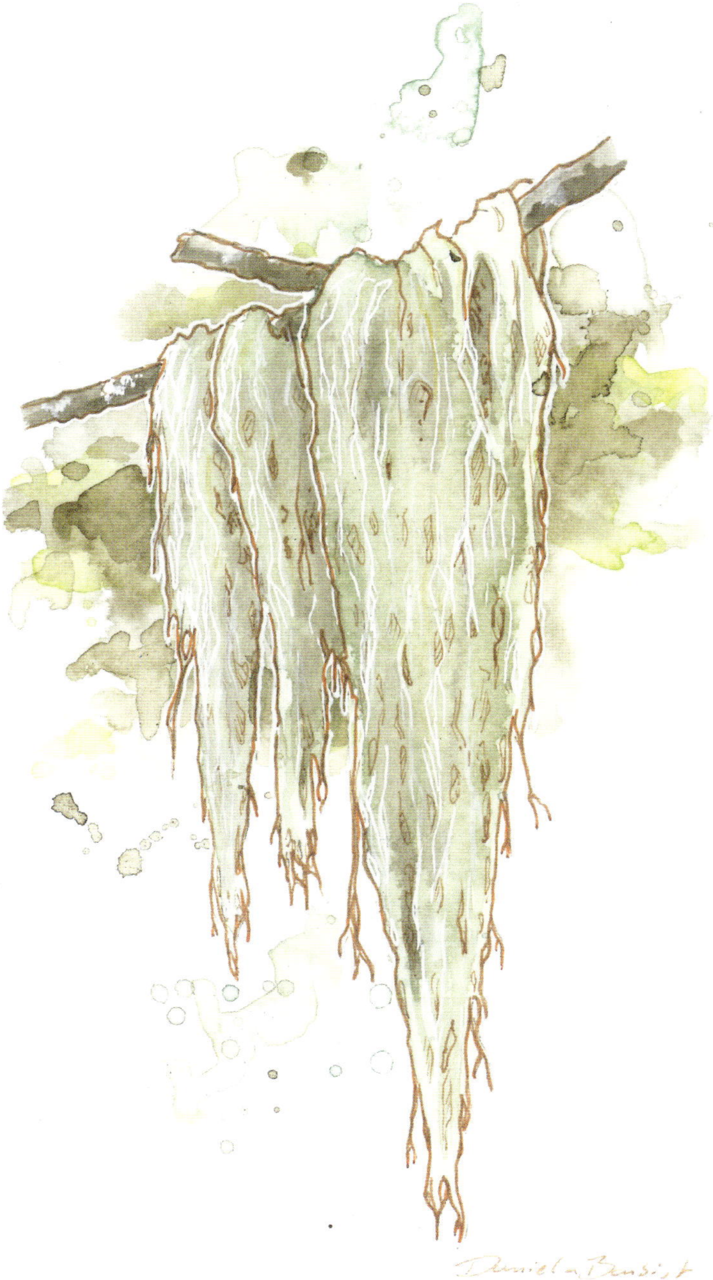

wirken und, in Wasser gelöst, gegen weibliche Geschlechtskrankheiten angewendet werden. Mit Honig gemischt, wird diese Flechte gegen raue Zunge und Kehle und als Herztonikum empfohlen.

Die meisten der für *Usnea barbata* angegebenen Indikationen sind schon aus griechischen, römischen und arabischen Quellen bekannt:

- als Adstringens (zur Stillung von Blutungen aus kleinen Blutgefäßen und Behandlung von entzündlichen Hauterkrankungen; wirkt schweißhemmend)
- zur Wundbehandlung
- gemeinsam mit Wegerich *(Plantago spec.)* zur Behandlung von Nabelbrüchen
- als Sitz- oder Dampfbad gegen Vaginal- und Uterusbeschwerden, speziell auch Fluor albus (vaginaler Ausfluss). Es werden Rezepturen angegeben, wonach das Bad bis zum Bauchnabel reichen sollte, dazu sollen Öl, Thymian und Korbblütler zwecks Beduftung dazugegeben werden.
- gegen Übelkeit, Erbrechen und zur Stärkung des Magens
- zur Stärkung des Herzens
- und zur Parfümherstellung

In der Folge wurden weitere Anwendungen genannt:

- als Lösung zur Inhalation (Ruellius 1536 – „riechend zum räuchern")
- als Lösung gemeinsam mit Honig zum Gurgeln gegen Mund- und Rachenentzündungen (Dorstenius 1540, Tabernaemontanus 1590 – „auch gegen wackelige Zähne")
- zur Stärkung des Sehvermögens (Dorstenius 1540)
- in Wein eingelegt, gegen Gelbsucht (Tabernaemontanus 1590)
- in frischem Ei pulverisiert, gegen frühzeitigen Abort (Bock 1539, Tabernaemontanus 1590, Schwenckfeld 1600)
- gegen Tobsucht (Epilepsie) (Ryff 1565)
- zur Haarkräftigung (Dillenius 1741)
- und zur Blutstillung (Bock 1539, Dorstenius 1540, Tabernaemontanus 1590 – *„in der Natur auch bei Bären beobachtet"*, Hoorn 1698 – *„auch als Tamponade bei Nasenbluten"*, Dillenius 1741)

Auf die Reichblütige Bartflechte *(Usnea florida)* beziehen sich die folgenden Angaben:

- zur Ausschwemmung von Ödemen (Bock 1539, Tabernaemontanus 1590)
- in roten Wein eingelegt, gegen die rote Ruhr (Tabernaemontanus 1590)

Caspar (Gaspard) Bauhin (1560–1624; Schweizer Botaniker und Universitätsprofessor der Anatomie in Basel) würdigt die besondere Stellung von *Usnea* als Heilmittel und verleiht dieser Flechte als einziger von 41 das Attribut *officinarum.*

Ein Dekokt (starke Abkochung) aus einer Bartflechtenart *(Usnea arborea)* wurde gegen Keuchhusten, Ödemen, als Schmerzmittel und zur äußerlichen Anwendung gegen Hautkrankheiten empfohlen. Abkochungen einiger Bartflechten werden in Skandinavien für Fußbäder und Bäder von Kleinkindern gegen rissige Haut verwendet. Ähnliche Anwendungen aus der Volksmedizin werden aus Chile und Zentralafrika berichtet.

Die Bartflechte *(Usnea barbata)* ist zwar für die Usninsäure namengebend, doch die Säure in reiner Form ist ein gelbes Pulver und kommt auch in anderen Flechtengattungen vor. Früher war sie in Tabletten-, Salben- und Pulverform wegen ihrer antibiotischen Wirkung in Gebrauch. Umfassende klinische Studien zur gesamten Flechte fehlen, man widmete sich meist dem isolierten Wirkstoff Usninsäure, um daraus Arzneimittel zu entwickeln. Die Wirkeigenschaft von *Usnea*/Usninsäure ist umfassend: Sie wirkt schmerzlindernd, antibakteriell und antiviral, pilzhemmend, antientzündlich, antiseptisch, antioxidativ, krebs- und parasitenhemmend und immunstimulierend. Sie ist wirksam gegen resistente und nicht resistente grampositive Bakterien, bei Vaginalinfektionen (als Spülung), Tuberkulose, Darm- und Halsentzündung, Pilzinfektionenen der Haut, resistenten Bronchial- und Lungeninfektionen sowie bei Bindehautentzündung (als Augentropfen). Auch gegen manche gramnegativen Keime ist *Usnea* wirksam: *Helicobacter pylori* (ursächlich für Magen- und Darmgeschwüre), *E. coli* (Kolibakterium), *Yersinia enterocolitica* (kann Darminfektionen verursachen). Auch in anderen ganzheitlichen Medizinsystemen spielt *Usnea* eine wichtige Rolle. So gedeihen in Indien etwa 30 *Usnea*-Arten, die auch im Ayurveda Verwendung finden. Die Traditionelle Chinesische Medizin (TCM) setzt Flechten ein, um Hitze im Körper und speziell aus der Leber abzuleiten. Indikationen sind Husten, Bindehautentzündung, Kopfschmerz, Karbunkel, Lymphknotentuberkulose. Die Pflanze gilt als fiebersenkend, schleimlösend, entgiftend, antientzündlich und schmerzlindernd.

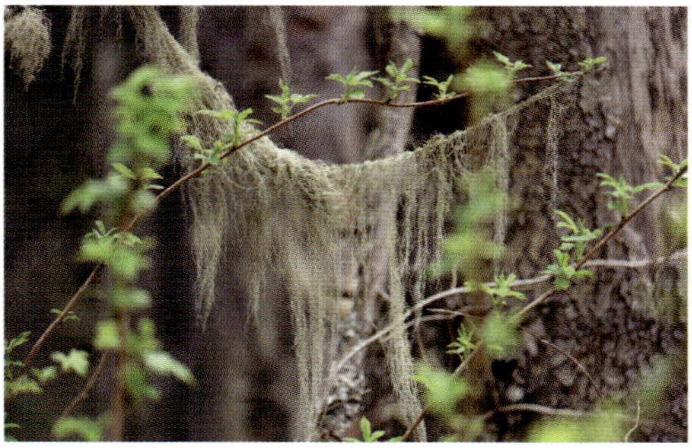

Bartflechten *(Usnea barbata)*

In der Homöopathie wird *Usnea barbata* vor allem bei der Behandlung kongestiver Kopfschmerzen („wenn die Schläfen bersten") und bei Sonnenstich eingesetzt. Insgesamt besitzt das homöopathische Arzneimittel eine starke abwehrsteigernde Wirkung, wobei gleichzeitig die Funktion der inneren Organe reguliert wird.

Abseits der Medizin fanden Bartflechtenarten *(Usnea plicata)* im 19. Jahrhundert Verwendung beim Aufpolstern von Matratzen (ähnlich dem Rosshaar) und man nutzte sie, indem man sie in Gewehrläufe stopfte, zur Beschleunigung der Zündung und zur Reinigung des Gewehrs.

ISLÄNDISCHES MOOS

Volksnamen

Isländische Flechte, Kramperltee, Kramperlmies, Heideflechte, Strübli, Berggraupen, Blutlungenmoos, Blätter- und Lungenflechte, Feuerkraut, Graupen oder Fiebermoos sind volkstümliche Bezeichnungen für Isländisches Moos.

Das „Isländische Moos" hat seine Bezeichnung noch aus der Zeit, wo man unter „Moose" alle blattähnlich ausgebildeten Kryptogramen zusammenfasste. Namensgebend war tatsächlich Island, wo es seit jeher weit verbreitet ist und wo das „fjällagrös" (Felsgras) erstmals medizinisch eingesetzt wurde. Neben der Verwendung als Heilmittel wurde es auch als Nahrungsmittel genutzt und hat eine große kulturgeschichtliche Bedeutung.

Beschreibung

Das Isländische Moos *(Cetraria islandica)* ist ungefähr zehn bis zwölf Zentimeter hoch und stellt einen Übergang von Blatt- zu Strauchflechten dar. Die Flechte ist nicht

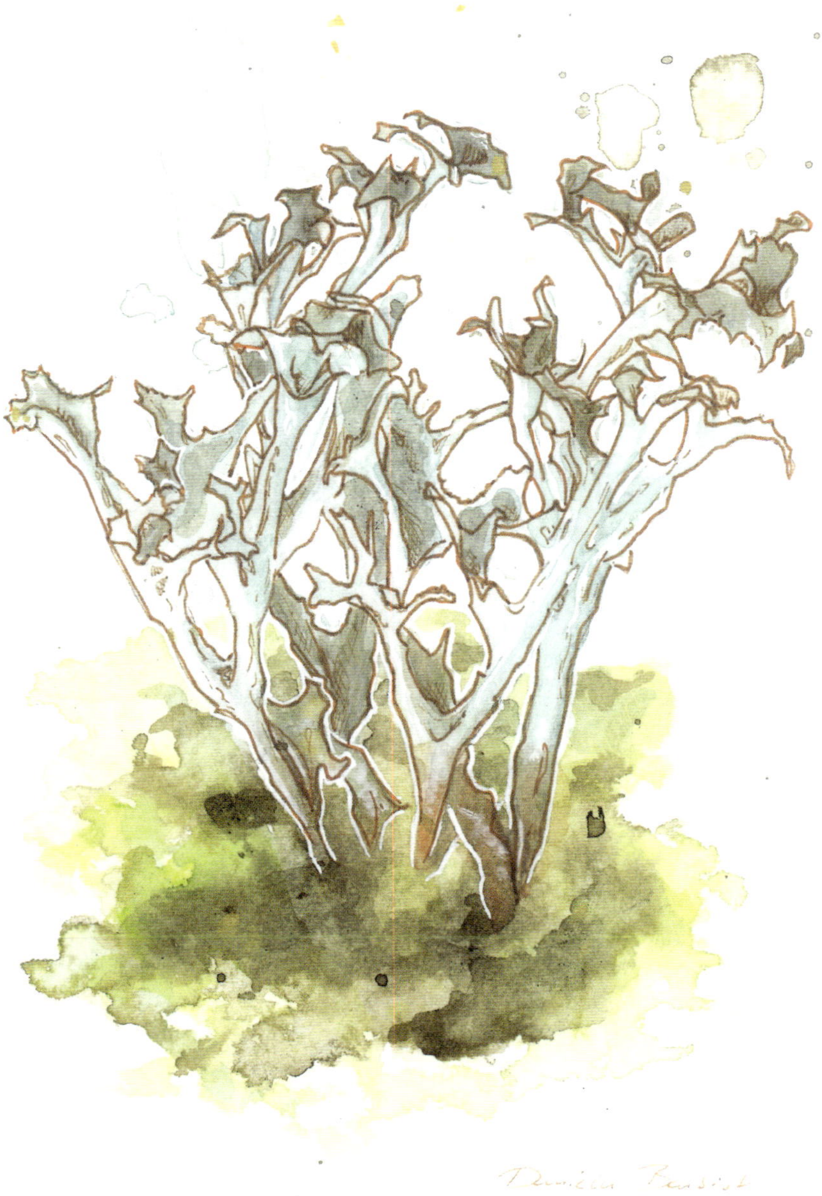

in Wurzel, Stängel und Blätter gegliedert, vielmehr handelt es sich um eine so genannte Lagerpflanze, bestehend aus einem etwa 10 cm hohen, blattartigen Gebilde, das durch kurze, fadenförmige Haftorgane am Erdboden befestigt ist. Die Oberseite ihrer Lappen ist dunkel-olivgrün bis grünbraun, die Unterseite ist grün bis grauweiß, mit hellen grubenartigen Vertiefungen. Die Thalli fühlen sich ledrig an und ihre Zipfel sind geweihähnlich eingebogen und am Rand fein bewimpert. Die Pflanze hat einen schwachen Geruch, der Geschmack ist fade, schleimig und bitter.

Vorkommen

Das Isländische Moos ist weit verbreitet: Oberhalb der Waldgrenze auf anspruchslosen Hochgebirgslagen bis zu einer Höhe von etwa 1.500 Metern, auf tief gelegenen, lichten und trockenen Nadelwäldern, auf Böden mit saurem Gestein und auch dort, wo sich Streuauflagen natürlich oder infolge der Weidewirtschaft gebildet haben. Man findet es zwischen Heidekraut und Moosen im hohen Norden, wo es den Rentieren als Futter dient. Es ist über die ganze nördliche kalte und gemäßigte Zone verbreitet.

Sammelzeit

Die Sammelzeit ist von April bis Oktober und – sofern keine naturschutzrechtlichen Bedenken bestehen – wird die ganze Pflanze gesammelt. Die jungen (hellgrünen) Pflanzen von der Erde befreien, trocknen lassen und in gut verschlossenen Behältnissen kühl, trocken und dunkel aufbewahren.

Drogenbezeichnung

Cetraria islandica (früher: *Lichen islandica)* gehört zur Gruppe der Schüsselflechten *(Parmeliaceae)*. Der Gattungsname *Cetraria* stammt aus dem Lateinischen von *caetra* und bedeutet „Kleiner, leichter Lederschild", das bezieht sich auf die kräftigen, braunen und oft ledrig glänzenden Blätter. *Islandicus* verweist vermutlich auf die erste Benutzung als Heil- und Nahrungspflanze durch die Isländer.

Cetraria islandica ist in Österreich derzeit die einzige offizinelle Flechte und ist in der österreichischen Ausgabe des „Europäischen Arzneibuches" angeführt.

Isländisches Moos wird in Form von Tee (Infus, Dekokt, Mazerat), Tinktur oder Extrakt und als Fertigarzneimittel verwendet.

ACHTUNG! Schutz von Isländischem Moos

Zerstörung und Veränderungen ihres Lebensraumes, Luftverschmutzung und Klimawandel tragen dazu bei, dass, je nach Land und Bundesland unterschiedlich, viele Flechtenarten in der EU und in der Schweiz unter Schutz gestellt werden mussten, um ihr Überleben zu sichern. Achten Sie daher auf die im jeweiligen Gebiet aktuell geltenden gesetzlichen Bestimmungen und sammeln Sie bitte mit Bedacht nur geringe Mengen.

So zählt z. B. in der Steiermark das Isländische Moos – neben der Rentierflechte – zu den teilweise geschützten Pflanzen. Der teilweise Schutz von Pflanzen erstreckt sich auf die am Boden aufliegenden Blattrosetten und die unterirdischen Teile. Von den nicht geschützten Teilen der Pflanzen ist die Entnahme von mehr als einem Handstrauß verboten

Inhaltsstoffe

Lichenin, Isolichenin, Flechtensäuren, Cetrar-, Usnin- und Lichesterinsäure, Vitamine A, B_1 und B_{12}, Gummi, Jod, Spurenelemente (hauptsächlich Kieselsäure), Enzyme und ätherische Öle. Sie besitzt einen Schleimstoffanteil von 50–70 %. Das Vitamin B_{12} gilt als das wirksamste Mittel gegen Blutarmut. Isländisches Moos gilt als die jodhältigste Landpflanze.

Die enthaltenen beruhigenden und reizlindernden Schleimstoffe legen sich wie ein Film auf die Schleimhäute des Rachenraums und Magen-Darm-Bereichs. Die mild bitter schmeckenden Flechtensäuren wirken appetitanregend, verdauungsfördernd und tonisierend. Die Cetrarsäure hat eine schwach antibiotische und tuberkulostatische Wirkung und die Usninsäure wirkt auch entzündungshemmend. Isländische Forscher wiesen in den letzten Jahren in Laborversuchen Aktivitäten gegen die Keime *Helicobacter pylorus* und *Staphylococcus aureus* nach, Laborversuche ergaben signifikante immunstimulierende Effekte vom Isländischen Moos.

Verwendung als Heilpflanze

Bereits seit dem Altertum verwendeten die Chinesen und Ägypter Flechten als Heilpflanzen. Als erste Europäer setzten die Isländer das Isländische Moos medizinisch ein. Generationen von isländischen Frauen sammelten die Pflanze für den häuslichen Bedarf. Sie nannten es *Fjällagrös,* zu Deutsch „Felsgras". Erst später wurde seine Heilkraft in Mitteleuropa bekannt. Urban Hjärne (1641–1724; schwedischer Arzt und Naturforscher) führte erste chemische Untersuchungen an der Isländischen Moos-Flechte durch und empfahl sie als Arzneimittel. Danach dauerte es noch einmal rund 100 Jahre, bis sie auf Empfehlung Carl von Linnés in den allgemeinen medizinischen

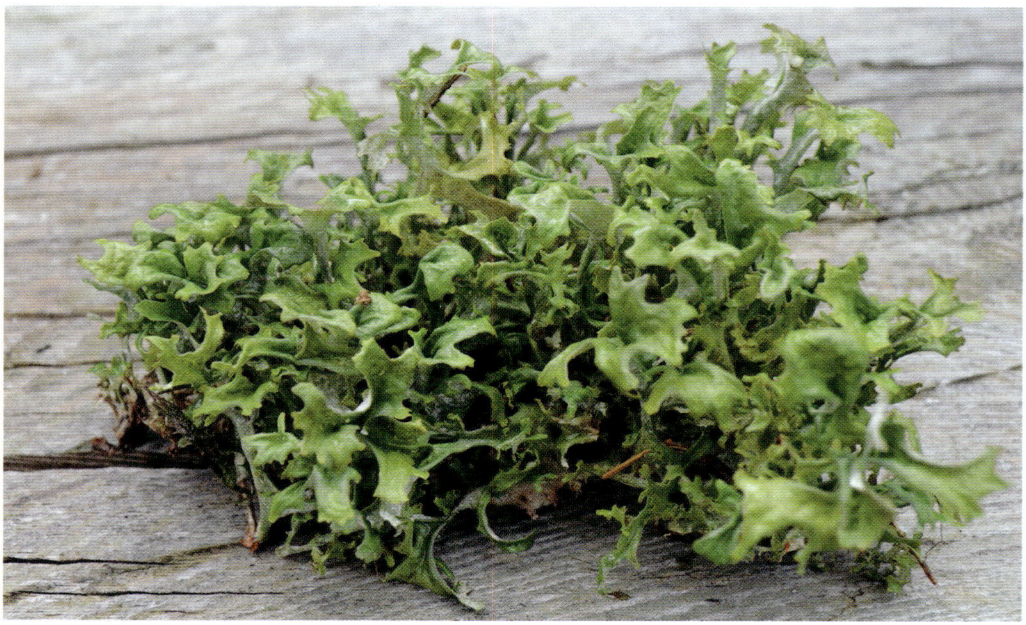

Isländisches Moos *(Cetraria islandica)*

Gebrauch aufgenommen wurde. Die Droge gehörte besonders am Ende des 18. Jahrhunderts zu den wichtigen Heilmitteln.

Es ist anzunehmen, dass *Cetraria islandica* zu den ersten Flechten zählt, die auch bildlich dargestellt wurden. Anzumerken ist allerdings, dass in den wichtigen, vormittelalterlichen, naturkundlichen Werken von Theophrastos von Eresos, Dioskurides oder Plinius dem Älteren nur die Gattungen der Bartflechten *(Usnea)* und *Roccella* eindeutig erkennbar sind, nicht jedoch die Isländische Moos-Flechte. Mit Ende des 16. Jahrhunderts waren der Wissenschaft neben dem „Blutlungenmoos", wie *Cetraria islandica* später auch genannt wurde, kaum dreißig, Ende des 17. Jahrhunderts nicht einmal doppelt so viele Flechtenarten bekannt. Bevor Linné eine Nomenklatur sämtlicher Pflanzen schaffte, waren die Wörter „Lungenkraut" bzw. „Pulmonaria" für bis zu drei verschiedene Organismen verwendet worden, nämlich für die Lungenflechte *(Lobaria pulmonaria)*, für das Lungenmoos *(Cetraria islandica)* und für Arten des Lungenkrautes *(Pulmonaria spec.)*.

Somit sind Abbildungen von Flechten mit ihren Beschreibungen – beliebt waren Abbildungen von Bartflechten *(Usnea)* und *Roccella*, die auch mit Sicherheit erkennbar waren – mit Vorsicht zu interpretieren. So ist die „Lungenkraut"-Abbildung im „Neuw vollkommentlich Kreuterbuch" von Jacob Theodor Tabernaemontanus (1625) nicht das Isländische Moos, sondern die Lungenflechte. Das Isländische Moos wird von Jacob Breyne (1672) erstmalig abgebildet.

Erste Erwähnung über den heilkundlichen Nutzen in einem Kräuterbuch findet *Cetraria islandica* erstmals bei Valerius Cordus (1546) als *muscus crispae lactucae similis*, später auch von Caspar Bartholin (1671) als *lichen islandicus* und Jacob Breyne (1672) als *muscus eryngii folio*. Olaus Borrichius (1670) berichtet, dass die Flechte *(muscus catharticus islandiae)* in Island im Frühling zur Kräftigung gegessen wurde. Sie wirke reinigend, stärkend, auch gegen Asthma und werde, zu Mehl verrieben, dem Fleisch beigemischt, in Schweden seien so auch Tuberkulosekranke erfolgreich behandelt worden.

Ursprünglich verwendete man das Isländische Moos als Abführmittel, wie Borrichius es 1670 beschreibt (daher auch „Purgiermoos"). Bald aber kam es auf Empfehlungen von Linné (1737) und auch von Johannes Antonius Scopoli (1769) bei verschiedenen Erkrankungen des Atmungstraktes zum Einsatz. Auch in Österreich wurde es in großen Mengen gesammelt. Im „Commentar zur Österreichischen Pharmacopoe" (1869) wird die Herkunft des in den Apotheken verkauften „Kramperltees", wie folgt angegeben:

... In unseren Drogenhandel gelangt die Flechte vorzüglich von den Alpen; eine große Menge davon liefert der Schneeberg.

Später wird auch die Raxalpe als Herkunftsort erwähnt. Autoren des „Merck'schen Warenlexikon" aus dem Jahr 1884 beschreiben eine andere Sammelgegend:

... Obschon alle Bergländer den Artikel liefern können, so scheinen doch bestimmte Gegenden die Ware besser zu produzieren, und haben darin besonders das Riesen- und Fichtelgebirge den Vorzug ...

Auch der Harz und Tirol sowie die Schweiz, Frankreich und Spanien werden als Herkunftsländer des mittel-, west- und südeuropäischen Raumes genannt. Welch hohe Bedeutung das Isländische Moos bis gegen Ende des 19. Jahrhunderts einnimmt, spiegelt folgende Aussage aus dem „Merck´schen Warenlexikon“:

... *Die Flechte bildet einen regelmäßigen Artikel des Drogenhandels auch im Großen, ist roh, gelesen und geschnitten zu kaufen und wird für den Versand gewöhnlich mit hydraulischen Pressen 50 Kiloweise zu den kleinstmöglichsten Würfeln zusammengepreßt ...*

Im Jahr 1836 beträgt die in Großbritannien eingeführte Menge an Isländischem Moos über 7,6 Tonnen.

Der Isländischen Moos-Flechte werden eine Vielzahl vorzüglicher Heilwirkungen, ja sogar Wunder, nachgesagt. So gibt Scopoli (1769) die Worte eines Mannes wieder, dessen todkranker Sohn offenbar an Schwindsucht litt und diese Flechte in Wasser gekocht zu sich nahm:

... *Ich kann Dieselbe versichern, daß man eben der vorgeschriebenen Medicin die Ursache der Besserung, und so zu sagen, vollkommenen Restitution meines schon gänzlich zum todt gefast gewesten Sohns beylegen muss, dann so bald solche beygebracht worden, hat er sich recht wunderlich weis von tag zu tag zu besseren angefangen ...*

In diversen Aufsätzen anlässlich des Lyoner Wettbewerbs findet das Isländische Moos besondere Aufmerksamkeit. Der Lyoner Wettbewerb wurde im Jahr 1787 von der Akademie der Wissenschaften zu Lyon über den medizinischen und künstlerischen Gebrauch von Flechten ausgeschrieben. Daran beteiligten sich namhafte Wissenschaftler und angehende Professoren. In den Aufsätzen kamen die Färbereigenschaften und die bekannten medizinischen Indikationen der Heilflechten zur Sprache, wie sie bereits aus vergangenen Zeiten überliefert worden waren und auch bereits in den Kräuterbüchern ihren Niederschlag gefunden hatten. Für einige Arten kamen neue Indikationen hinzu und andere Heilflechten fanden eine erstmalige Erwähnung, insgesamt wurden 20 Heilflechten behandelt. Die Indikationen für die Isländische Moos-Flechte wurde auf alle Lungenerkrankungen, wie Tuberkulose (hier gemeinsam mit Rhabarber und Opiaten), Obstruktionen (verengte Atemwege), Geschwüren, Husten mit blutigem Auswurf, Keuchhusten, aber auch Fieber, Diarrhoe, Entzündungen, Skorbut, Hämorrhoiden und sogar Blasenmolen (Störung der Embryonalentwicklung in der Schwangerschaft) ausgeweitet. Der Auszug soll in Umschlägen konsolidierend bei Frakturen wirken, die Bitterstoffe im Tee beruhigen und der Schleim soll nähren.

Im „Lehrbuch der Apothekerkunst“ von Hänle (1821) werden fünf Flechten zu Heilzwecken genannt, unter anderem das Isländische Moos. Über die Isländische Moos-Flechte, die zunehmend häufiger in den Büchern erwähnt wird, schreibt er, dass die Flechte in beträchtlicher Menge einen nahrhaften Schleim, bittere Teile und etwas „zusammenziehenden Stoff“ besitze. Für „Lungensüchtige und abgezehrte Kranke“ beschreibt er folgende Rezeptur:

4 Unzen Isländisches Moos mit 24 Pfund Wasser auf 2 Pfund einkochen liefert eine bittere Gallerte, welche nach weiterem gelinden abdunsten 17 Drachmen Extrakt ergibt, woran man beinahe gar keine Bitterkeit mehr bemerken soll. 1 Unze Isländisches Moos mit 1 Pfund Wasser ¼ Stunde gekocht und ausgepresst gibt 7 Unzen eines aschgrauen rötlichen Schleims von der Dicke, wie ein Theil arabisches Gummi in 3 Theilen Wasser aufgelöst. Die geistige Tinktur ist oliv-grün und liefert von 4 Unzen Isländischem Moos 8 Scrupel geistiges sehr bitteres Extrakt.

Bei schlecht heilenden Wunden, bei starker Eiterung und bei Akne wurde früher ein „Pflaster“ aus aufgeweichter Flechte aufgelegt oder ein Verband bzw. Umschlag gemacht, der mit der schleimigen Flüssigkeit getränkt wurde. Auch bei Augenerkrankungen wurde empfohlen, einen kühlen Umschlag auf die Augen zu legen. Weitere Anwendungsfälle für Isländisches Moos waren Blutarmut, Menstruationsstörungen, Erschöpfung, Brechreiz, Schwindsucht, in Verbindung mit Wermut bei Migräne, gemeinsam mit Meeresalgen bei Epilepsie sowie vermutlich wegen seines Jodgehalts bei einer vergrößerten Schilddrüse (Kropf).

Die Isländische Moos-Flechte fand auch Verwendung als Geschmacksverbesserer für Arzneien und wurde als Salbengrundlage genutzt.

Die aktuelle Literatur schreibt dem Isländischen Moos folgende Indikationen zu: Aufgrund seiner Bitterstoffe, zumal in Kombination mit dem Schleim, wird es bei Appetitlosigkeit und Magen-Darm-Grippe eingesetzt. Es hat einen reizmildernden Effekt auf die Schleimhäute und kommt als Gurgelmittel bei Entzündungen im Mund- und Rachenbereich, Mandelentzündungen und Rachenkatarrh sowie trockenem Reizhusten zum Einsatz. Bewährt hat sich das Isländische Moos bei chronischen Bronchialkatarrhen und immer wieder aufflackernden, akuten Reizerscheinungen, vor allem bei älteren oder durch Husten geschwächten Menschen. In diesem Fall ist die Tonisierung, die kräftigende und Magen und Darm anregende Wirkung der Bitterstoffe erwünscht. Die reizmildernde Wirkung hat sich auch zur Behandlung schlecht heilender Wunden (antibiotischer Effekt der Flechtensäuren) bewährt. Bei hartnäckiger Akne und Hautunreinheiten ist ein Therapieversuch sinnvoll.

In der Volksheilkunde wird Isländisches Moos bei Magenerkrankungen, Durchfall, Nieren- und Blasenleiden und zur Wundbehandlung verwendet.

Der Ökologe, Vegetationskundler, Landschafts- und Freiraumplaner Michael Machatschek gibt im Buch „Nahrhafte Landschaft“ zur Zubereitung des Isländischen Mooses Folgendes an:

Man kann auch verschiedene Tees mit Isländisch Moos zubereiten, je nachdem welche Wirkung man erzielen will. Im Regelfall wird die Flechte zweimal gekocht, denn der erste Absud ist bitter und der zweite schleimstoffreich. Damit der Tee vom Isländisch Moos nicht zu bitter wird, muss man ihn entweder kalt ansetzen und nur ganz kurz – eine Minute – kochen lassen, das erste Wasser wegschütten und erst den zweiten oder dritten lauwarmen Aufguß einnehmen, der noch ausreichend Schleim- und Wirkstoffe enthält. Von den Bitterstoffen befreit, ist dieser Tee ein ausgezeichnetes Diätikum. Außerdem enthält er wichtige Enzyme und Vitamine. Förderlich ist ein purer Tee auch zur besseren Milchabsonderung bei stillenden Frauen. Zur Milchentwicklung bei schwangeren Frauen wurde eine Grütze aus der Flechte bereitet.

Eine andere Zubereitungsart ist folgende: Man gibt auf eine große Tasse einen Teelöffel Flechte und setzt diesen ein bis zwei Stunden kalt an. Dann wird er abgesiebt, auf Trinktemperatur erwärmt und zwei- bis dreimal täglich getrunken. Manche Heilkundige schwören auf die besondere Wirkung am Morgen, da dieser Tee den Nachtschleim löst.

Diese vielseitigen und wertvollen Heilwirkungen der Isländischen Moos-Flechte wurden durch klinische Untersuchungen und Beobachtungen auch wissenschaftlich bestätigt. Diese Heilflechte besitzt antibiotische Wirkungen, die mit der des Penicillins vergleichbar sind.

Allerdings wurde auch festgestellt, dass der überdosierte oder zu lang andauernde Gebrauch zu empfindlichen Reizungen des Magen-Darm-Trakts und zu Leberstörungen führen kann. Auch wurde bereits in alten Schriften bei stärkeren fieberartigen Zuständen, Lungen- und Brustfellentzündungen und Blutungen im Lungenbereich von der Verwendung von Isländisch Moos abgeraten.

Nach dem „Europäischen Arzneibuch" kann die ganze Pflanze als Droge (im Ganzen oder geschnitten) verwendet werden. Die Droge soll dicht verschlossen und möglichst in dunklen Gläsern aufbewahrt werden. Isländisches Moos besteht überwiegend aus zwei Polysaccarid-Schleimstoffen: das nur in heißem Wasser lösliche Lichenin und das bereits in kaltem Wasser lösliche Isolichenin.

Empfohlen wird, eine Zubereitung von 2 TL Kraut mit ¼ l kaltem Wasser anzusetzen und anschließend zum Sieden zu bringen. Der Tee soll sofort abgeseiht werden. Es werden bei Krankheitszeichen drei Tassen täglich geraten. Bei Magenleiden soll der Tee nach dem Kaltauszug nur leicht erwärmt werden. Bei schweren Hustenanfällen am Morgen, die durch eine Staublunge, ein Lungenemphysem oder durch eine chronische Bronchitis verursacht werden, wird eine Tasse Tee vor dem Frühstück empfohlen. Der Tee, auch in Mischungen mit Eibisch, Königskerze, Huflattich und anderen schleimhaltigen und beruhigenden Pflanzen, ist sehr wirksam.

Zum Spülen des Mundes oder zum Gurgeln werden auch Tinkturen und Extrakte verwendet. Je nach Stärke der Beschwerden werden zwischen 20 und 50 Tropfen der Tinktur in ein Glas lauwarmes Wasser gegeben und damit mehrmals täglich gegurgelt bzw. der Mund gespült.

Homöopathie

Cetraria wird vor allem bei Zahnerkrankungen, Husten, Keuchhusten, andauernden Durchfällen und allgemeiner Schwäche gegeben.

TCM – mit westlichen Pflanzen

Seit jeher wurden in der Traditionellen Chinesischen Medizin (TCM) Flechten verwendet. Dabei finden viele in China heimische Flechten Verwendung, die bei uns unbekannt sind und auch namentlich nicht bezeichnet werden können. Stets wird aber das Isländische Moos genannt, das auch in der Tibetischen Medizin seit alters her in der Heilkunde Anwendung findet (so in den bekannten Kräuterpillen „Padma 28" – zur Stärkung des Allgemeinbefindens).

In der Phytotherapie mit westlichen Pflanzen in der Chinesischen Medizin findet die ganze getrocknete Pflanze (der getrocknete Thallus) Verwendung. Das Isländische Moos hat als Kraut einen Lunge-, Dickdarm- und Magen-Bezug und ist in erster Linie ein „Yin-Tonikum". Es hat eine kühlende, nährende Charakteristik und neben seinem leicht bitteren Geschmack ist sie auch fad-süßlich und enthält bis zu 70 % stärkehältigen Schleim, der befeuchtend bzw. durchblutungsfördernd auf alle trockenen Schleimhäute wirkt. Somit ist das Haupteinsatzgebiet der Isländischen Moos-Flechte die Lunge. Durch ihre befeuchtende Eigenschaft gemeinsam mit der antibiotisch und bakteriostatisch wirksamen Kraft der Flechtensäuren kommt der Pflanze eine beachtliche immunstimulierende Wirkung zu.

Nachweislich soll sie bakterizid gegen Mycobacterium *tuberculosis hominis* wirken.

Das Organ Lunge ist nach den Wandlungsphasen der Chinesischen Medizin dem Element „Metall“ zugeordnet und hat somit auch einen Bezug zur Haut. Das Isländische Moos wirkt demnach bei trockenen, flechtenartigen Hautausschlägen, wie z. B. Psoriasis, kühlend, befeuchtend und nährend.

Das Isländische Moos bewährt sich als ausgezeichnetes Stärkungsmittel und unterstützt Menschen nach langer Lungenkrankheit. Die Flechte findet insbesondere bei Patienten Anwendung, die nach langer (hitziger) Krankheit trocken, ausgezehrt und schwach sind. Einzusetzen ist sie auch bei älteren Menschen, die nach vielen Trennungserlebnissen in Traurigkeit und Einsamkeit zu versinken drohen und deren trockene Haut und Schleimhäute sowie das schwache Qi und Blut unbedingt Kraft und Nahrung brauchen. Ein gestärktes Lungengewebe – in der Traditionellen Chinesischen Medizin als solides Metall-Yin bezeichnet – lässt die Gefühle und Gedanken wieder fließen und ermöglicht das Schmieden neuer Pläne und Eingehen neuer Bindungen.

Als Dosierung wird auch hier ein Tee angegeben: 2 gehäufte TL in ¼ l Wasser langsam aufwärmen und zum Sieden bringen, sofort abseihen. Zwei- bis dreimal täglich 1 Tasse trinken, bei Husten mit etwas Honig süßen. Bei Akne über einen längeren Zeitraum täglich 3 Tassen trinken.

Die Flechte kann auch als Urtinktur verwendet werden. Hier werden in akuten Zuständen ein- bis dreimal täglich 5–10 Tropfen vorgeschlagen, bei chronischen Verlaufsformen alle 30–60 Minuten je 5 Tropfen.

EINE ABGRENZUNG: IRISCHES BZW. IRLÄNDISCHES MOOS

Das Irische Moos *(Chondrus crispus,* auch Perltang oder Carragenmoos bzw. Carragen genannt) ist eine Rotalge *(Rhodophyta)*, die hauptsächlich an der Atlantikküste Irlands, Frankreichs und Nordamerikas auf Steinen und Felsen unterhalb des Wasserspiegels vorkommt. In der Volksheilkunde der Küstenbewohner gilt diese Heilpflanze, nach sorgfältiger Zurichtung und Entfernung aller anhaftenden Meerestierchen, als eines der besten Heil- und Nahrungsmittel für Tbc-Kranke und Rekonvaleszente nach dieser Krankheit. Auch bei Erkrankungen der Atmungsorgane, wie Husten, Bronchitis, sowie bei Darmerkrankungen wird sie angewendet.

Hauptinhaltsstoff sind verschieden strukturierte Polysaccaride, die unterschiedliche Eigenschaften aufweisen, in wässrigen Lösungen bilden sie ein kolloides Gel. Irisches Moos gibt es als getrocknete und oft gebleichte Droge im Handel zu kaufen, in Reformhäusern findet man es als vegane Zutat (Bindemittel). Da die Alge oft mit Schwermetallen belastet ist, sollte beim Kauf auf Herkunft und Qualität geachtet werden.

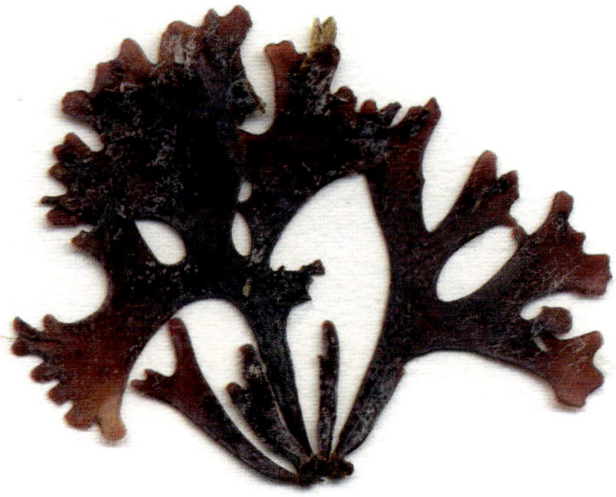

Irisches Moos *(Chondrus crispus)*

In kosmetischen Zubereitungen wirkt das Irische Moos aufgrund der Inhaltsstoffe kühlend, befeuchtend und reizmildernd. Es gilt als gut hautverträglich und besitzt nach heutigen Erkenntnissen kein allergenes Potential. Das Irische Moos wird als Gelgrundlage für jede Haut empfohlen. Sollten wir uns in der Apotheke versprechen und statt „Isländischem Moos" irrtümlicherweise „Irisches Moos" verlangen, so ist das keine Tragödie: wir können es in der Hautpflege wie das Isländische Moos einsetzen und ein optimales Hautpflege-Gel herstellen.

In der Küche ist Irisches Moos vor allem für die vegane Lebensweise eine gesunde pflanzliche Alternative zu Gelatine und kann zum Stabilisieren von Kuchen, Cremes, Saucen etc. verwendet werden. Irisches Moos enthält – ähnlich dem Isländischen Moos – eine Reihe wichtiger Mineralstoffe (Jod, Zink, Kalzium, Eisen, Magnesium, Phosphor, Mangan, Selen) sowie die Vitamine A, C, D, E, K, B_1 und B_2. Darüber hinaus sind Irisches Moos und Isländisches Moos eine der wenigen für Veganer geeigneten Quellen des Vitamins B_{12}.

EICHEN- UND BAUMMOOS

Beschreibung

Das gelbgrüne Eichenmoos *(Evernia prunastri)* wächst strauchförmig auf Bäumen. Die Flechte wird bis zu 10 cm groß und besteht aus bis zu fünf Millimeter breiten, strauchig verzweigten Bändern mit heller Unterseite. Der Vegetationskörper der Pflanze erinnert an die Form eines Elchgeweihs.

Die Form des Baummooses *(Pseudevernia furfuracea)* ist vielfältig (strauchig, bärtig oder beinahe blättrig) und die Bänder sind grau oder blaugrau mit auf der Oberseite liegenden korallenartigen Stiftchen. Die Unterseite ist abhängig vom Alter weiß oder rosa (jung) bis bläulich oder schwarz (alt).

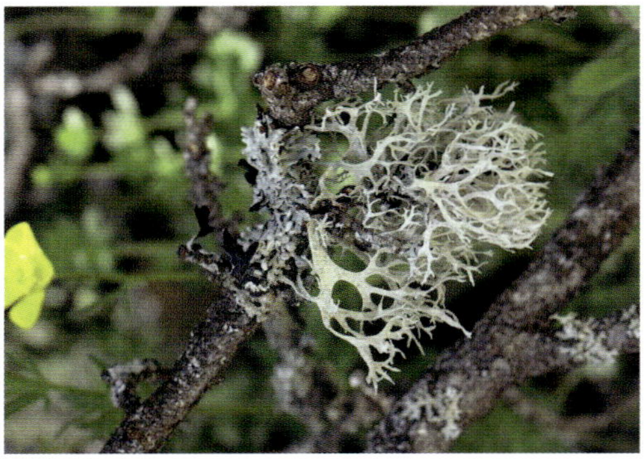

Eichenmoos *(Evernia prunastri)*

Vorkommen

Das Eichenmoos ist eine der weitverbreitetsten Strauchflechten und von Skandinavien bis in den Mittelmeerraum anzutreffen. Sie bevorzugt die Rinde von Laub- und Nadelbäumen, besonders Eichen, daher auch der Name. Ein ähnliches Verbreitungsgebiet trifft auf das Baummoos zu, das bei Laubbäumen die Birke und bei Nadelbäumen die Fichte bevorzugt.

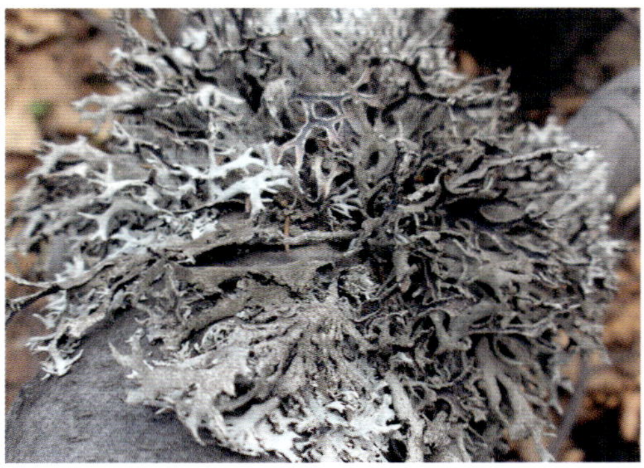

Baummoos *(Pseudevernia furfuracea)*

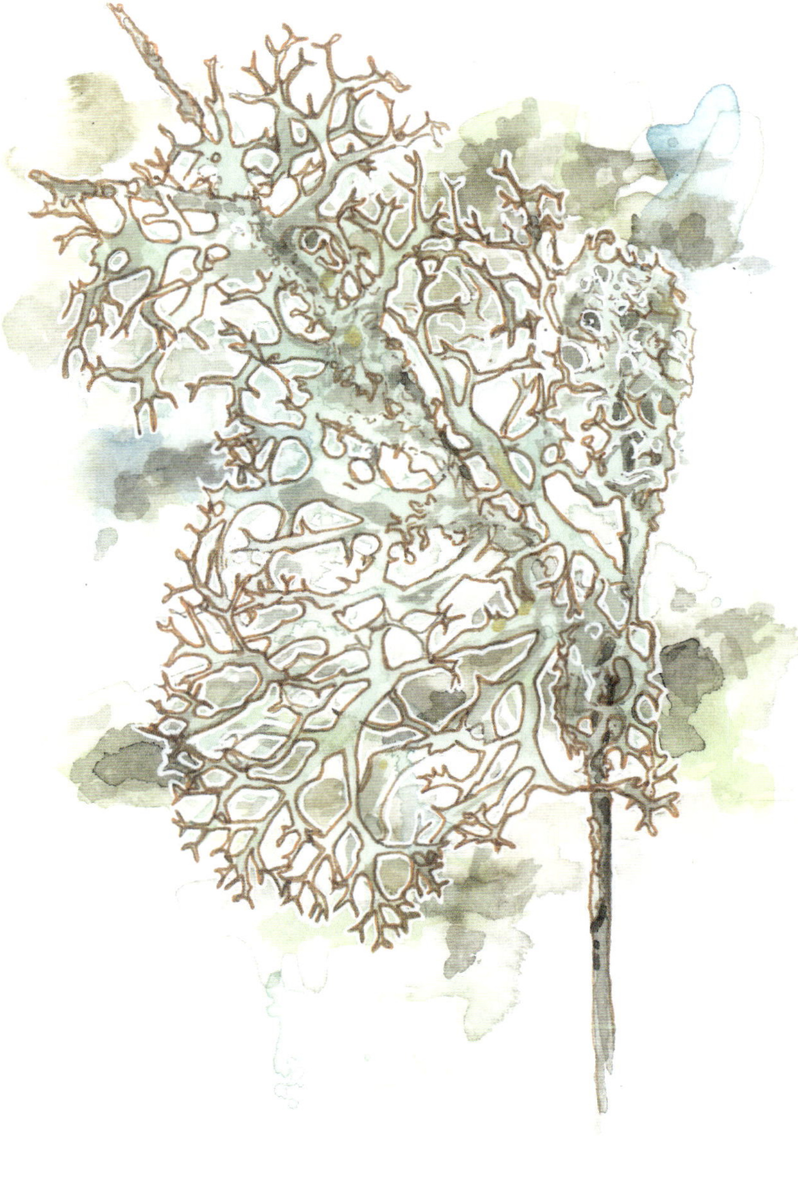

Flechten als Parfümbestandteile

Während Eichen- und Baummoos in der (Volks-)Heilkunde eine untergeordnete Rolle spielen, hat deren Verwendung in der Feinparfümerie eine lange Tradition. Hierzu wird das Eichen- und Baummoos vor allem im südlichen Europa (Südfrankreich, Italien, Kroatien, Balkan) und in Nordafrika (Marokko, Algerien) auf Eichenrinde gesammelt und unter der Bezeichnung „Mousse de chêne", „Mousse odorante" oder „Eichenmoos" in den Handel gebracht. Die häufig auf Fichten- oder Kieferrinde wachsende *Pseudevernia furfuracea* wird als „Baummoos" oder „Mousse des arbres" gehandelt.

Da Eichenmoos Harzsäuren enthält, die die Haut reizen können, wurde der Gebrauch in der Parfümherstellung stark eingeschränkt. Es stellte sich allerdings heraus, dass die allergischen Hautreaktionen nicht vom Eichenmoos, sondern vom billigeren Baummoos herrührten, das zum Strecken des Eichenmooses verwendet wurde.

Extrakte aus Eichen- und Baummoosflechten können leicht in so genannten „essences absolues" überführt werden. Absolues sind hochkonzentrierte ölige Duftstoffe – ähnlich ätherischen Ölen –, werden aber nicht durch Wasserdampfdestillation, sondern durch Extraktion mithilfe von Lösungsmitteln (Hexan, Petrolether, Methanol, Ethanol) bei Zimmertemperatur gewonnen. Der Gewinnungsprozess ist schonender als bei ätherischen Ölen. Die so gewonnenen Duftstoffe sind üblicherweise konzentrierter als ätherische Öle und der Duft reicht näher an die Ursprungspflanze heran.

LUNGENFLECHTE

Beschreibung

Die echte Lungenflechte *(Lobaria pulmonaria)* kann bis zu 30 Zentimeter Durchmesser erreichen. Sie ist in mehrere Zentimeter breite Lappen geteilt und das Lager der Blattflechte ist oliv bis braun und verfärbt sich im feuchten Zustand grün. Ihr deutscher Name stammt von den tiefbuchtigen bis handgroßen Lappen, die lungenartig geadert sind. Früher war die Lungenflechte auch unter den Bezeichnungen „Lungenkraut" und „Lungenmoos" bekannt.

Die Lungenflechte ist ausgesprochen anfällig gegenüber Luftverunreinigungen, oft können schon Einzelereignisse ganze Bestände vernichten oder stark schädigen. War sie vor 100 Jahren noch weit verbreitet im europäischen Tiefland, ist sie inzwischen fast ausschließlich oberhalb von 900 Metern am Alpennordrand zu finden. In Deutschland wird die Lungenflechte als „vom Aussterben bedroht", in Österreich als „gefährdet" geführt.

Neben der Luftverschmutzung gibt es weitere Gründe für den Rückgang der Lungenflechte:

- das früher stark verbreitete Absammeln der leicht zu findenden Flechtenlager als Mittel gegen Lungenkrankheiten
- die Umwandlung alter Laubmischwälder in Fichtenmonokulturen, da die Lungenflechte bevorzugt die Stämme alter Laubbäume (besonders Esche und Bergahorn) besiedelt. Sie ist somit nicht nur ein Indikator für reine Luft, sondern auch für naturnahe Wälder.

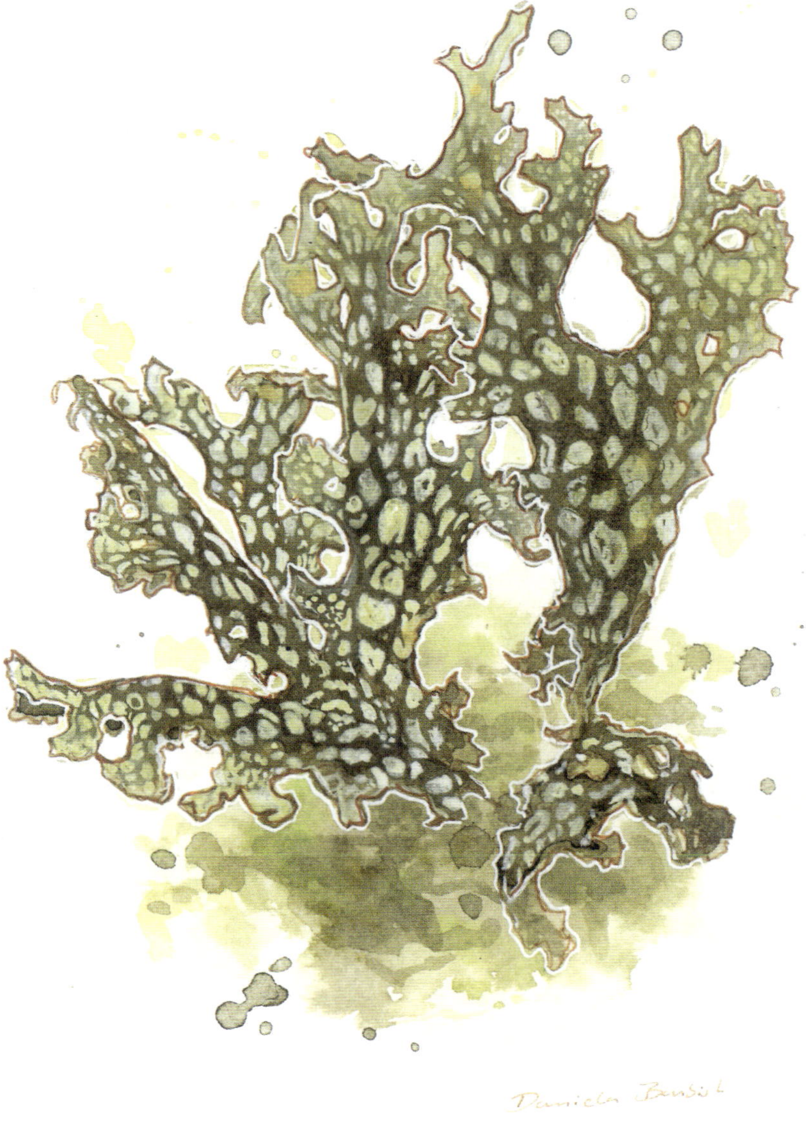

Vorkommen

Die Lungenflechte benötigt vor allem Luftreinheit und große Niederschlagsmengen. In Mitteleuropa ist sie seit der Industrialisierung fast nur mehr im Gebirge anzutreffen, wo sie in den Bergwäldern die Stämme alter Laubbäume bedeckt. Sind die Grundvoraussetzungen (Luftreinheit, Niederschlag) erfüllt, kann die Lungenflechte in weiten Teilen Afrikas, Asiens, Europas and Nordamerikas angetroffen werden.

Medizinische Nutzung

Der Lungenflechte wurde in früheren Zeiten große medizinische Bedeutung beigemessen, das damit einhergehende Absammeln hat aber dazu beigetragen, dass sie nun zu den gefährdeten Arten zählt.

Gemäß der Signaturenlehre, nach der den Organen des Menschen im Aussehen entsprechende Pflanzen eine Heilwirkung für das jeweilige Organ zugeschrieben wurde, fand die der Lunge ähnelnde Flechte vor allem Verwendung als Heilmittel bei Lungenleiden (Blutspucken, Schwindsucht). Bei Husten, Atembeschwerden, Lungengeschwüren, Asthma, Haemoptysis und anderen Erkrankungen der Atemorgane wird die Lungenflechte *(Lobaria pulmonaria)* von zahlreichen Autoren empfohlen (Dorstenius 1540, Fuchs 1542, Mathiolus 1563, Lobelius 1576, Caesalpinus 1583, Dodoens 1583, Berniz 1651, Breyne 1672 u. v. a.). Es wurde beispielsweise empfohlen, die Lungenflechte mit Wein und Honig zu pressen und nach dem Trocknen zu pulverisieren. Dieses Pulver sollte dann heiß gegessen werden und mit Gerstenmehl vermischt oder über Nacht in Wein eingelegt werden. Diese Arznei hilft bei trockenem Husten, Lungen- und Leberleiden.

Lobaria pulmonaria wurde auch bei Entzündungen der Haut und zur Behandlung von Wunden angewendet.

Mitte des 18. Jahrhunderts war der Gebrauch der Lungenflechte als Heilmittel allerdings wieder rückläufig. In der heutigen Zeit findet sie beinahe ausschließlich in der Homöopathie zur Behandlung von Erkältungskrankheiten Verwendung.

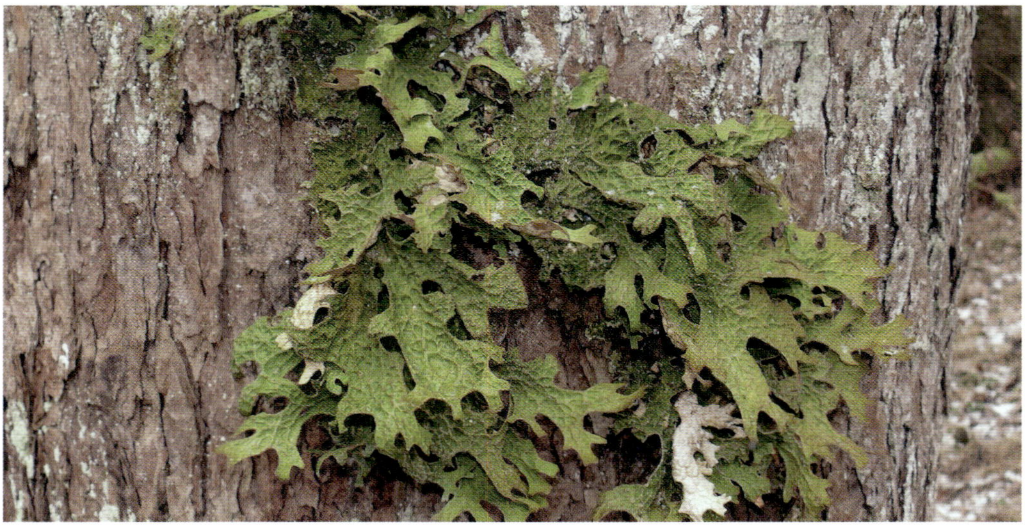

Lungenflechte *(Lobaria pulmonaria)*

REZEPTTEIL

KOSMETIK

Es können sämtliche in diesem Buch vorgestellten Flechten, seien es nun Eichen- oder Baummoose, Bartflechten oder Isländisches Moos, in den Rezepten verwendet werden. Lediglich in Rezepturen, bei denen die gelbildende Eigenschaft der Isländischen Moos-Flechte bedeutsam ist, soll sie nicht durch eine andere Art ersetzt werden.

Isländisches Moos kann als Kraut in jeder Apotheke bezogen werden. Bartflechte (meist in Pulverform) ist in Naturläden bzw. Läden für Kosmetikzutaten erhältlich. Alle anderen Arten werden mit Bedacht in der Natur beim Wandern gesammelt. Da Flechten, wie bereits erwähnt, ein sehr langsames Wachstum haben und durch Umwelteinflüsse immer weiter zurückgedrängt werden, müssen wir uns auf einen nachhaltigen Umgang mit der Natur besinnen.

Bitte nur in Gegenden sammeln, wo genügend Bestände vorhanden sind, und nur in einer dem Eigenverbrauch dienenden Menge.

Einzelne Flechtenarten sind teilweise geschützt, achten Sie bitte auf die im jeweiligen Gebiet aktuellen geltenden gesetzlichen Bestimmungen!

Wir verwenden grundsätzlich frische Zutaten, primär heimischen Ursprungs. Ein Großteil davon wächst bei uns auf der Wiese oder in Wäldern, einen kleinen Teil beziehen wir aus dem Bioladen, vom Bauernmarkt oder aus dem Supermarkt. Hin und wieder müssen wir für einen Rohstoff in die Apotheke. Wir brauchen keine teuren Einzelsubstanzen pflegender Wirkstoffe, weil alle verarbeiteten Pflanzen einen Reichtum an Wirkstoffen in sich bergen. Dadurch überfrachten wir unsere Produkte nicht und unsere Haut wird in ihrer Selbstregulationsfähigkeit unterstützt. Bald werden wir feststellen, wie wenig wir eigentlich verwenden müssen, um ein gepflegtes und gesundes Hautbild zu erhalten. Möglicherweise erinnert uns das an die genügsamen, hitze- und kälteresistenten Flechten, die die widrigsten Flächen, wie Steine und Rinden, überziehen und mit wenig (Wasser) zu neuem Leben erwachen. Gleichzeitig beleben wir altes, in den Hintergrund gerücktes Wissen wieder und besinnen uns auf die Ganzheitlichkeit unserer Lebenspflege.

Und schon Hildegard von Bingen wusste Folgendes über Flechten zu berichten:

... Allen beliebigen Salben beigegeben, macht es sie umso besser und stärker ...

VERTRÄGLICHKEIT

Die Produkte sind sanft zur Haut und auch für Kinder gut geeignet. Doch jede Haut reagiert anders und es kann durch die verwendeten Inhaltsstoffe vereinzelt zu Hautreaktionen kommen. Bitte die Produkte vorab auf einer empfindsamen Hautstelle testen und warten, ob eine Reizung auftritt. Da für die Rezepturen nur wenige Zutaten nötig sind, kann im Sinne eines „Ausschlussverfahrens" die Verträglichkeit einzelner Substanzen selbst geprüft und darauf aufbauend eine eigene Pflegeserie gestaltet werden.

Die folgenden Rezepte sollen eine Orientierungshilfe beim Finden eigener Kräuter und weiterer Zutaten sein, um für sich „optimale" Pflegeprodukte zu rühren: Sei es eine pflegende Reinigungslotion, ein erfrischendes Zahngel, eine leichte Sonnenschutzcreme, eine schützende Lippenpflege, ein kühlendes Tonicum, ein wohlduftendes Parfum ...

INHALTSSTOFFE UNSERER PFLEGEPRODUKTE

Pflanzenöle

Naturbelassene Pflanzenöle sind reich an ungesättigten Fettsäuren und beinhalten zudem viele gesundheitsfördernde Inhaltsstoffe, wie Vitamine und Polyphenole. Dadurch wirken sie hautpflegend, reinigend, antioxidativ und entzündungshemmend. Sie können pur oder als Kräuteröl verarbeitet werden. Durch Zugabe fester Bestandteile – wie beispielsweise Bienenwachs, Kakao-, Oliven- oder Sheabutter – können sie zu Salben und Cremen weiterverarbeitet werden. Dazu eignen sich primär naturbelassene, geruchsarme Pflanzenöle.

Distelöl ist vitaminreich (Vitamin E, A und K) und hat einen hohen Anteil an Linolsäure. Es zieht schnell in die Haut ein, glänzt nicht, wirkt mattierend, lindert Hautreizungen, schwächt Pigmentflecken ab und reduziert Mitesser.

Hanföl enthält viele Vitamine, Carotinoide, einen hohen Anteil an Omega-6- und Omega-3-Fettsäuren und Chlorophyll. Hanföl zieht gut in die Haut ein, fördert die Zellneubildung, stärkt die Widerstandskraft und wirkt entzündungshemmend.

Haselnussöl hat einen hohen Ölsäuregehalt und zieht langsam in die Haut ein. Es wirkt leicht filmbildend, straffend und gewebsfestigend. Nussallergiker sollen dieses Öl durch ein anderes ersetzen.

Kokosöl besitzt einen hohen Anteil an gesättigten Fettsäuren und hat einen Schmelzpunkt von ca. 23–26 °C. Durch einen hohen Laurinsäuregehalt in Verbindung mit Capryl- und Caprinsäure wirkt es bakterienhemmend.

Jojobaöl ist eigentlich ein flüssiges Wachs und beinhaltet Stoffe, die unserem Hauttalg ähneln. Es ist zart, feuchtigkeitsbindend und elastizitätsfördernd.

Nachtkerzenöl enthält wertvolle Fettsäuren, die sowohl innerlich als auch äußerlich zur Behandlung von schuppiger und entzündlicher Haut eingesetzt werden.

Olivenöl ist ein fettes Öl mit leichtem Eigengeruch. Es hinterlässt einen Film auf der Haut und zieht langsam ein. Olivenöl beruhigt die Haut und wird in Zubereitungen für trockene, schuppige, spröde und raue Haut verwendet.

Sesamöl hat einen hohen Anteil an Antioxidantien, welche die Zellen vor freien Radikalen schützen und der Hautalterung vorbeugen. Sesamöl fördert die Durchblutung, unterstützt die Neubildung von Zellen und die Regeneration der Haut. Es zieht gut ein und hinterlässt einen sanft schützenden Film. Besonders geeignet ist es für trockene und reife Haut. Sesamöl hat in der ayurvedischen Medizin eine lange Tradition und wird für Heilmassagen eingesetzt. Es hat einen wärmenden und entschlackenden Charakter.

Sonnenblumenöl enthält einen hohen Anteil Vitamin E und wirkt antioxidativ und pflegend auf der Haut, ohne einen Glanzfilm zu hinterlassen. Es ist ein mildes Öl, das schnell einzieht und dehydrierte Haut nährt.

Traubenkernöl ist reich an Antioxidantien und hat dadurch eine leicht konservierende und reinigende Wirkung. Das Öl fettet nicht und zieht sehr gut in die Haut ein. Der Talgfluss wird reguliert, die Elastizität und Feuchtigkeit werden bewahrt. Aufgrund seiner antioxidativen und zellmembranschützenden Eigenschaften zählt es zu den bevorzugten Anti-Aging-Ölen.

Wildrosenöl gilt als wertvolles Wirkstofföl und wird Produkten unerhitzt beigegeben. Dieses Öl unterstützt die Hautregeneration und kommt bei trockener, schuppiger, pigmentierter Haut zum Einsatz. Durch die wundheilende Wirkung ist Wildrosenöl die erste Wahl für die Narbenpflege.

Weitere Inhaltsstoffe

Wasser ist eine wichtige und zugleich problematische Zutat in der Cremeherstellung. Je höher der Wasseranteil eines Produktes, umso anfälliger ist es für Bakterienbefall und Schimmel. Wir verwenden frisches, hochwertiges Quellwasser oder Mineralwasser ohne Kohlensäure. Wasser belebt, strafft, vitalisiert und kann alle weiteren Inhaltsstoffe in einem Pflegeprodukt beeinflussen und verstärken.

Salz unterstützt das Herauslösen wichtiger Inhaltsstoffe aus den Kräutern in unseren Auszügen. Salz mineralisiert, desodoriert, desinfiziert, konserviert, wirkt durch das basische Milieu hautberuhigend und heilend. Bevorzugt werden Natursalze, die reich an Mineralstoffen und Spurenelementen sind. Nicht verwendet werden soll raffiniertes Kochsalz (Tafelsalz), das reines Natriumchlorid ohne weitere Mineralstoffe ist und dem oft Jod, Fluor und Rieselhilfen (Trennmittel) zugesetzt wurden.

Natron (Natriumbicarbonat, Speisesoda, „Kaiser Natron" oder „Bullrich-Salz") ist basisch, desodorierend, desinfizierend, pilzhemmend und bindet und neutralisiert Gerüche.

Milchprodukte sind seit alters her wertvolle Zutaten in Kosmetikrezepten. Sie enthalten Fette, die unserem Hautfett sehr ähneln, und wirken daher beruhigend und nährend. Milchsäure wird als sanftes Peeling eingesetzt und löst leichte Verhornungen. Die Haut wird belebt und erhält ein frisches und rosiges Aussehen. Der Säureschutzmantel der Haut wird mit Milchprodukten nach dem Waschen rasch wieder aufgebaut und geschützt. Milcherzeugnisse enthalten viele feuchtigkeitsspendende Substanzen, Vitamine (A, D, E und viele B-Vitamine) und Mineralstoffe und können auch als Emulgatoren Verwendung finden.

Bienenwachs ist ein Stoffwechselprodukt unserer Bienen und dient, in Salben eingesetzt, als Konsistenzgeber. **Vegane Alternativen** können Rosenwachs, Sonnenblumenwachs, Jojobawachs u. a. sein.

HYGIENE

Alle Rezepte sind naturbelassen und frei von künstlichen Konservierungsstoffen. Für die Haltbarkeit eines Produkts sind die Kenntnis der verwendeten Pflanzen, ein hygienisches Arbeiten sowie das Desinfizieren der Hände, Arbeitsutensilien, Gebinde und Arbeitsflächen oberstes Gebot!

Bevor wir beginnen, wird die Arbeitsfläche freigeräumt und mit in einer Sprühflasche abgefülltem Alkohol desinfiziert. Auf die Arbeitsfläche legen wir einen Bogen Backpapier, richten uns eine Rolle Küchenkrepp (Küchenpapier) zurecht und alle weiteren Zutaten, die wir fürs Kosmetikkochen brauchen. Sämtliche Töpfe, Löffel und Stabmixer werden desinfiziert und verkehrt auf die Fläche gelegt. So verfahren wir auch mit den Gläsern, Tiegeln oder Flaschen, in denen wir das fertige Produkt abfüllen. Alles wird nach dem Desinfizieren verkehrt auf Backpapier bzw. auf eine Lage Küchenkrepp gelegt.

Idealerweise werden die fertigen Produkte in möglichst kleine Glasgefäße abgefüllt. Auch Tubenflaschen oder Airless-Spender (luftdicht geschlossene Pump-Spender) sind empfehlenswert, können aber nicht wiederverwendet werden.

Die fertigen Produkte werden sofort verschlossen und beschriftet (Produktbezeichnung, Herstellungsdatum, Inhaltsstoffe ...).

UTENSILIEN

Um die Rezepte umsetzen zu können, brauchen wir Küchenutensilien, die in jedem Haushalt zu finden sind:

- Töpfe in verschiedenen Größen
- Waage
- Messbecher
- Mörser, Kaffee- oder Gewürzmühle
- Löffel, Messer
- Stabmixer
- Siebe aus Edelstahl oder Kunststoff in unterschiedlichen Feinheitsgraden
- Schneidbrett
- Alkohol, abgefüllt in einem Zerstäuber (zum Desinfizieren)

▸ BASISREZEPTE

Da verschiedene Zubereitungen mit Flechten im Kosmetikteil dieses Buches immer wieder Verwendung finden, sollen nachfolgend fünf dieser Grundrezepturen genauer dargestellt werden.

- Isländisch-Moos-Apfel-Öl
- Frucht- und Kräuteröl
- Isländisch-Moos-Gel
- Isländisch-Moos-Glycerin
- Bartflechtentinktur

ISLÄNDISCH-MOOS-APFEL-ÖL

Äpfel sind das ganze Jahr verfügbar und bieten demnach eine ideale Grundlage für unsere Ölzubereitung. Sie sind reich an pflegenden Inhaltsstoffen, wie Pektin, Gerbstoffen, Flavon, Quercetin, Fruchtsäuren, Zucker, Mineralstoffen, Vitaminen und Enzymen. Äpfel duften nicht nur herrlich, sondern sind auch wahre Beauty-Talente: Der natürliche Fruchtsäureanteil, die wertvollen Vitamine und Mineralsalze sorgen für einen ebenmäßigen Teint. Das in Äpfeln reichlich enthaltene Pektin wirkt wundheilend und ist auch bei geschlossenen Wunden eine hervorragende Narbenpflege.

Zutaten

2–3 Äpfel (ca. 150 g)
2 EL Isländisches Moos, Bartflechte oder Baummoos
½ TL Natursalz
400 g geruchsneutrales Pflanzenöl (hier Sonnenblumenöl)

Herstellung

- Das Isländische Moos (oder eine andere Flechtenart) mit dem Natursalz in einem Mörser oder in der Kräutermühle pulverisieren. Verwendet man Bartflechten, diese mit einem Messer vor der Weiterverarbeitung fein schneiden, da sich der Haarstrang der Flechten sonst um den Mixer wickelt.
- Die Äpfel mit Kerngehäuse und Kernen sehr klein schneiden. Harte Apfelsorten, früh geerntete oder unreife Äpfel können geraspelt werden.
- Die fein gemörserten/pulverisierten Flechten mit dem Natursalz zu den zerkleinerten Äpfeln in den Topf geben. Dabei die pulverisierten Flechten gut mit den Äpfeln anfeuchten und ca. 15 Minuten durchziehen lassen. Mit dem Pflanzenöl auffüllen, umrühren, aufkochen lassen und bei geringer Hitze ca. ½ Stunde leicht köcheln lassen. Den Herd ausschalten und ca. 1 Stunde ziehen lassen. Bei der Kochdauer die Apfelsorte berücksichtigen – nicht zu Mus verkochen.
- Ist das Öl kalt geworden, nochmals erwärmen und durch ein Sieb gießen. Anschließend nochmals durch ein feineres Sieb oder ein Tuch filtern und abfüllen.
- Das Flechten-Apfel-Öl ist bei lichtgeschützter, kühler Lagerung ca. 6 Monate haltbar.

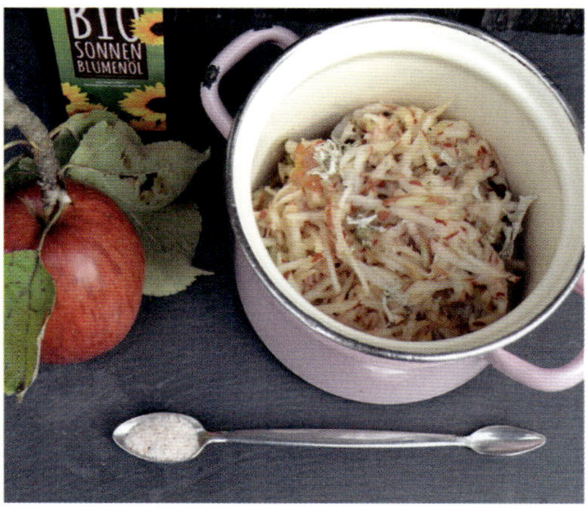

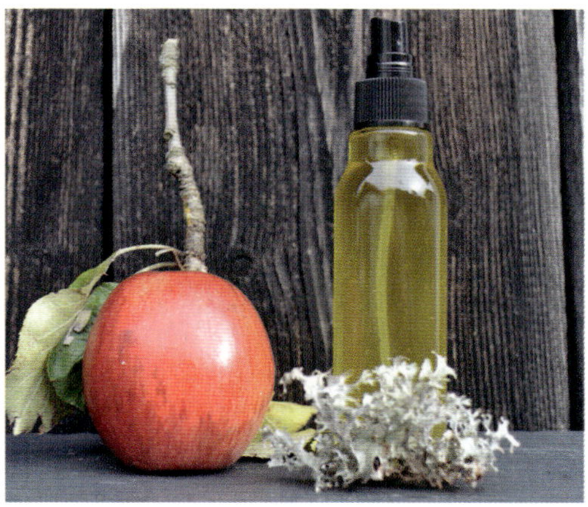

FRUCHT- UND KRÄUTERÖL

- Grundsätzlich werden frische Kräuter im Ausmaß von ⅓ bis ½ Volumsanteil einem geruchsneutralen Pflanzenöl zugefügt, getrocknete Kräuter entsprechend weniger (ca. ¼ Volumsanteil). Getrocknete Kräuter pulverisiert und mit etwas Wasser, Alkohol oder zerkleinertem, frischem Obst oder Gemüse gut befeuchtet, dem Pflanzenöl zugeben und aufkochen. Feste, getrocknete Kräuter, Wurzeln oder Flechten können mit Salz gemörsert werden und müssen gut befeuchtet werden. Sie benötigen etwas länger, um genug Wasser aufnehmen zu können. Frische Blüten und Kräuter werden sehr klein geschnitten, mit Natursalz vermengt und dem geruchsneutralen Pflanzenöl hinzugefügt und mit dem Stabmixer gemixt.
- Robuste Pflanzen (wie unsere Flechten) oder Obst (harte Äpfel, Quitten u. Ä.) können im Pflanzenöl länger gekocht werden. Ideal ist es, nach dem halbstündlichen sanften Simmern den Herd abzuschalten und das Öl vollständig auskühlen zu lassen.
- Später (oder tags darauf) wieder erhitzen und abkühlen lassen. Bewährt hat sich ein Intervall von dreimal oder öfter, um verschiedene Inhaltsstoffe aus den Pflanzen zu lösen (wie z. B. Flechtensäuren, Gerb- und Bitterstoffe). Anschließend das Öl filitieren.
- Erfordern die im Rezept verwendeten Pflanzen ein anderes Mengenverhältnis oder eine andere Herstellungsmethode, wird im Rezept darauf eingegangen.

Anwendungen der hergestellten Pflanzenöle

- Das Frucht-, Blüten-, Obst- oder Kräuteröl enthält aufgrund der Rohstoffe einen hohen Feuchtigkeitsanteil. Es zieht sehr gut in die Haut ein und kann als Reinigung und Pflege für Haut und Haarspitzen sparsam verwendet werden.
- Wird das Fruchtöl als Pflege pur verwendet, füllen wir es in ca. 30–50 ml große Zerstäuberflaschen ab. Nach dem Duschen auf die noch etwas feuchte Haut auftragen oder das Öl auf die mit Wasser befeuchteten Hände aufsprühen und verreiben, damit Öl und Wasser emulgieren (sich eine Lotion bildet) und im Gesicht leicht einmassieren.
- Dieses Öl kann eine Ausgangsbasis für eine später zubereitete Salbe bzw. eine Creme mit zusätzlichem Wasseranteil, eine Schüttellotion, eine Lippenpflege, ein Zahnputzmittel oder ein Sonnenschutzmittel sein.

ISLÄNDISCH-MOOS-GEL

Zutaten

5 g getrocknetes Isländisches Moos
100 g frisches Quellwasser

Herstellung: Das getrocknete Isländische Moos in kaltem Wasser über Nacht ansetzen. Tags darauf aufkochen und kurz köcheln lassen. Abseihen und ein weiteres Mal durch ein feines Sieb oder Tuch filtrieren. Im erkalteten Zustand wird der Absud zur Gallerte, die – abhängig von der Dauer des Einkochens – dicker oder flüssiger wird.

Der Rückstand kann mehrmals verwendet werden. Mit mehrmaligem Kochen wird das Gel dünner und der Geschmack angenehmer, weil sich die Flechtensäuren und ein Teil der Bitterstoffe verringern. Diese (bereits entbitterten) Gele eignen sich hervorragend für die Zubereitung von Speisen. Das ausgekochte und entbitterte Isländische Moos kann getrocknet und gemahlen im Ausmaß von bis zu 20 % herkömmlichen Mehlen beigemengt oder als Gewürz in einem Glas bevorratet werden.

Verwendungsmöglichkeiten und Wirkungen des Isländisch-Moos-Gels: Die vielfältigen Einsatzmöglichkeiten des Isländisch-Moos-Gels beruhen vor allem auf dem hohen Anteil an **Schleimstoffen:**

- Schleimstoffe sind wasserlöslich. Das Isländische Moos wird kalt über Nacht angesetzt, damit sich das in kaltem Wasser lösbare Isolichenin löst.
- Tags darauf wird der Ansatz aufgekocht, um das in heißem Wasser lösliche Lichenin zu gewinnen.
- Das so gewonnene Gel dient als Salbengrundlage, Verdickungsmittel oder Emulgator. Gele verbessern die Konsistenz einer Zubereitung und wirken unter anderem als „Co-Emulgator".
- Historisch wurde die Isländische Moos-Flechte als Geschmacksverbesserer für Arzneien und als Salbengrundlage genutzt.
- In Rezepturen für Cremes und Lotionen findet das Isländische-Moos-Gel auch als „Wasseranteil" Verwendung.
- Das Isländisch-Moos-Gel kann in eine kleine Zerstäuberflasche abgefüllt und bei Insektenstichen, Zeckenbissen, Verbrennungen oder als Reinigungsgel verwendet werden.
- Schleimstoffe erhalten die Gleitfähigkeit unseres Gewebes und schützen, auf der Haut aufgetragen, vor kleinen Verletzungen sowie dem Eintrag von Fremdstoffen.
- Schleimstoffe haben eine höhere Viskosität als Wasser und können somit die Haut porentief reinigen.
- Schleimstoffe wirken entzündungshemmend, antibiotisch, erweichend, reizmindernd, feuchtigkeitsspendend und giftabsorbierend. In heißen Bandagen verzögern sie die Wärmeabgabe, wirken kühlend und heilend – je nach Applikation.

Neben den Schleimstoffen enthalten Flechten auch viele **Bitterstoffe,** diese werden nicht über die Nase, sondern über die Geschmacksknospen im Mund wahrgenommen.

- In der Kosmetik wirken Bitterstoffe antibakteriell, entzündungshemmend, leicht antibiotisch. Die bitteren Stoffe verfeinern das Hautbild und können die Haltbarkeit eines Produkts verlängern. Dennoch ist es ratsam, das Gel in kleinen Mengen in Zerstäuberflaschen abzufüllen und rasch aufzubrauchen.

Daneben enthalten Flechten **Vitamin A** (gilt als hervorragendes „Anti-Aging-Mittel", glättet die obersten Hautschichten und unterstützt die Zellneubildung), **Vitamin B_{12}** (wird als „Beauty-Wirkstoff" zur Behandlung von Neurodermitis verwendet) und **Kieselsäure** (strafft die Haut und festigt das Bindegewebe). Die Rückstände der Flechte von Abkochungen können als Auflagen (beispielsweise als Augen- und Gesichtsmaske) oder zur weiteren Verwendung in der Zubereitung von Speisen verwendet werden.

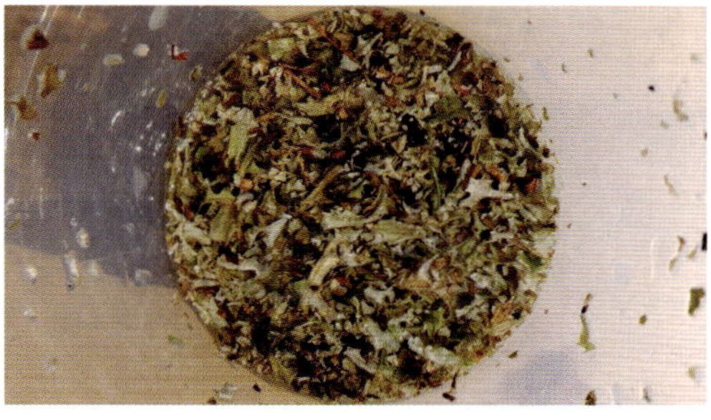

ISLÄNDISCH-MOOS-GLYCERIN

Zutaten
2 TL Isländisches Moos
100 ml Glycerin

Herstellung: Isländisches Moos mörsern und, mit dem Glycerin vermischt, ca. zehn Tage ausziehen lassen. Durch ein feines Sieb filtern und in eine Flasche abfüllen.

Verwendung: Isländisches Moos mit Glycerin wird als weichmachender Bestandteil in einigen der folgenden Rezepturen verwendet.

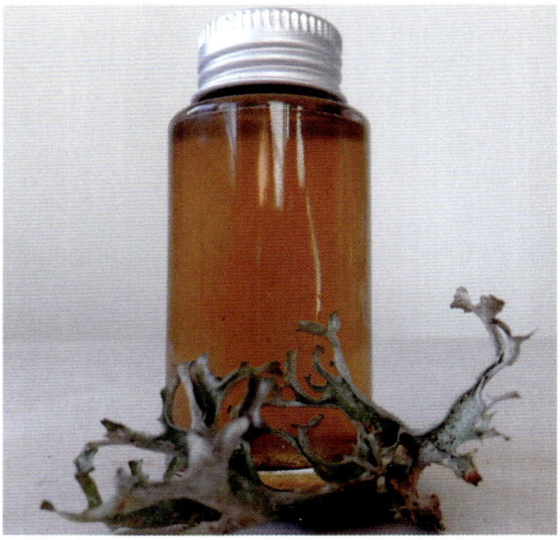

EINE ABGRENZUNG: Irisches-Moos-Gel

Irisches Moos ist keine Flechte, sondern eine reine Meerespflanze, eine Rotalge. Da hinsichtlich Inhaltsstoffen und Wirkungsweise viele Übereinstimmungen bestehen, kann, wenn beispielsweise irrtümlich in der Apotheke statt Isländischem Moos Irisches Moos gekauf wurde, dieses ähnlich verarbeitet werden. Es wird aktuell in vielen Naturkostläden für die vegane Lebensweise angeboten und für Speisenzubereitungen verwendet.

Da es aufgrund des hohen Schleimstoffanteils auf der Haut ähnliche Wirkungen wie Isländisches Moos aufweist (hautberuhigend, kühlend, befeuchtend), sei hier die Zubereitung eines Gels kurz dargestellt:

Zutaten und Herstellung für 100 ml

2 EL getrocknete Alge werden in 200 ml kaltes Wasser gegeben und dieser Ansatz ca. 10 Minuten auf kleiner Flamme gekocht.

Dieses Gel abseihen und nochmals durch ein sehr feines Sieb oder Tuch filtern.

Es kann frisch verwendet oder auch auf Vorrat eingefroren werden.

Bartflechten

Bartflechten sind aufgrund der darin enthaltenen Usninsäure stark antibakteriell. Besonders bemerkenswert ist die Wirkung des Extrakts gegen Keime, die wesentlich an der Entstehung von Akne und unreiner Haut beteiligt sind. Weiters konnte die antientzündliche Wirkung der seit alters her als Wundstreupulver eingesetzten Bartflechte nachgewiesen werden. Dennoch gilt die Bartflechte als Pflanze mit geringem Reizpotential und ist deshalb für einen dermatologischen Einsatz besonders geeignet. Bartflechtenextrakte werden bei unreiner, entzündlicher Haut und Akne angewendet. Basis für Rezepturen ist die Droge in getrockneter Form.

Bartflechte wird als Tinktur eingesetzt. Käufliche Präparate gibt es aus CO_2-Extraktionen, sie sind in der Regel auf einen Usningehalt von 4 % standardisiert und in einem Trägeröl gelöst. Bartflechten (meist in pulverisierter Form) werden in Naturläden und Shops für Naturkosmetikzutaten angeboten.

BARTFLECHTENTINKTUR

Zutaten

2 TL Bartflechte, zerkleinert/pulverisiert
20 TL Wodka

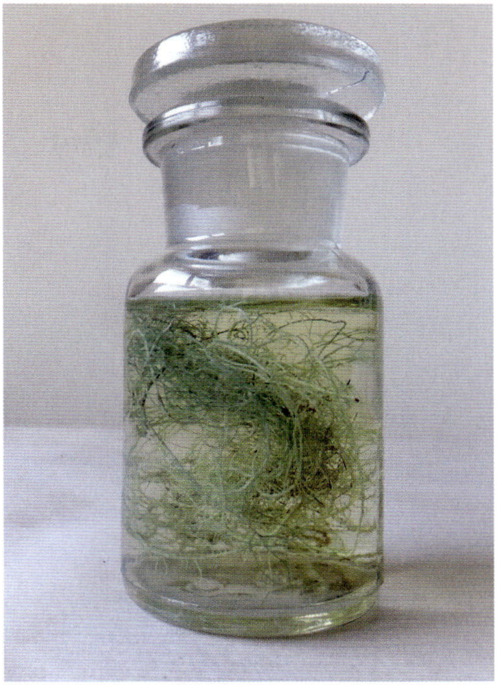

Herstellung: Die Bartflechte mit dem Messer zerkleinern und mörsern, anschließend mit Wodka auffüllen. Ungefähr zwei Wochen mazerieren lassen. Bei Bedarf filtern und in kleine Flaschen mit Pipette abfüllen.

Verwendung: Bei akuten Entzündungen im Mund- und Rachenraum, Reizhusten und Schluckbeschwerden wirkt Bartflechte reizmildernd und beschwerdelindernd. Als Tinktur 20–50 Tropfen in ein Glas lauwarmes Wasser geben und damit mehrmals gurgeln oder den Mund ausspülen.

Durch Zugabe von ca. 20 Tropfen auf 100 ml Cremes, Lotionen oder anderen kosmetischen Zubereitungen lässt sich die Haltbarkeit verlängern.

In einer Sprayflasche abgefüllt, dient die Tinktur, verdünnt mit etwas Wasser, als hervorragendes Desinfektionsmittel. Zu diesem Zweck können auch andere Flechtenarten, wie z. B. Baum- und Eichenmoose oder Isländisches Moos, verwendet werden.

▸ REINIGUNGSPRODUKTE FÜR HAUT UND HAAR

Im theoretischen Teil über Traditionelle Chinesische Medizin (TCM) wurde der Zusammenhang von Lunge und Haut beschrieben. Demzufolge wird die Lunge auch dadurch gestärkt, wenn man sich um seine Haut kümmert. Ein Grundsatz der Chinesischen Lehre ist, Sorge zu tragen, möglichst wenig Lebensenergie (Yin) zu verlieren. Die Haut ist mit ca. 2 m² unser größtes Körperorgan und wird durch die äußere Fettschicht – unserem Säureschutzmantel – geschützt. Der Säureschutzmantel ist auch Teil unserer Körperenergie, dem so genannten Lungen-Yin. Duschen wir uns nun täglich mit starken Reinigungsmitteln, tragen wir einen Teil dieser Fettschicht ab und verringern damit einen Teil dieser Energie. Die folgenden Rezepturen sind sanfte Reinigungsmittel, die die Haut unterstützen, sich selbst zu regenerieren.

KRÄUTERPULVER ZUR REINIGUNG VON HAUT UND HAAR

Dieses Kräuterpulver wird mit Quellwasser oder Molke zu einem geschmeidigen Brei angerührt und ergibt eine ideale Reinigung und Pflege bei trockener und sensibler Haut. Als alternative Shampoovariante findet es Anwendung bei empfindlicher Kopfhaut. Lindenblüten geben insbesondere blondem Haar eine schöne Leuchtkraft. Durch den Zusatz des Isländischen Mooses, der Lindenblüten und der Molke wird das Haar nach dem Waschen gut kämmbar und glatt.

Zutaten Kräuterpulver

(für eine Wäsche bei schulterlangem Haar)
5 EL Gerstenmehl
1 EL Isländisches Moos
1 EL getrocknete Lindenblüten, -blätter und einige -knospen

Herstellung Kräuterpulver: Isländisches Moos und Lindenblüten, -blätter und -knospen in der Kräutermühle fein vermahlen, sodass ein Pulver entsteht, eventuell durchsieben. Das Mehl und das Kräuterpulver miteinander vermischen. Das Pulver in einem Glas dunkel aufbewahren und bei Bedarf eine Duschmilch anrühren.

Herstellung Duschgel/Shampoo: Das Kräuterpulver mit Molke oder Wasser und evtl. etwas Honig streichfähig anrühren. Bewährt hat sich das Abfüllen in eine Shampooflasche mit breiter Öffnung. Vor der Anwendung mindestens eine Stunde rasten lassen.

Anwendung: Für die Haarwäsche das Shampoo ins angefeuchtete Haar einkneten, einige Minuten einwirken lassen und gut ausspülen.

Es ist auch als Duschgel wunderbar einsetzbar und hinterlässt ein angenehm geschmeidiges Körpergefühl. Nach dem Duschen den Körper mit dem Handtuch leicht abtrocknen – ein weiteres Eincremen erübrigt sich!

Das zubereitete Duschgel ist im Kühlschrank ca. 1 Woche haltbar.

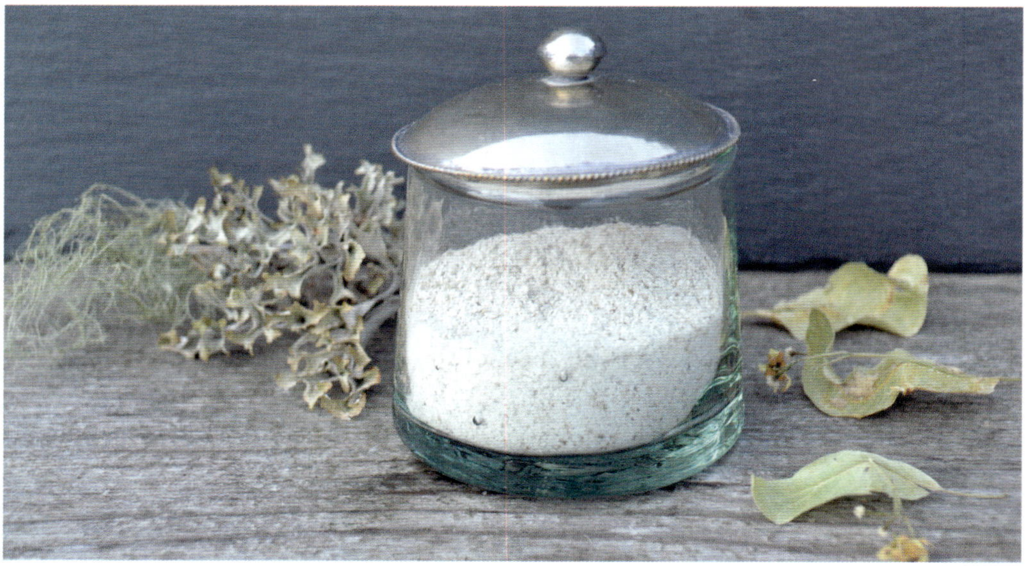

LOMENTUM AUF SÜDSTEIRISCH

Ein historischer Fundus aus der Römerzeit – Bohnenmehl mit Apfelessig und frischem Kernöl – wird zu neuem Leben erweckt. Als „Lomentum" werden Bohnenmehle bezeichnet, die in der Körperpflege eingesetzt werden.

Zutaten

5 EL Käferbohnenmehl (alternativ: anderes Bohnen-, Linsen- oder Kichererbsenmehl)
1 EL Baummoos, Isländisches Moos oder Bartflechte
¼ TL Natursalz
Wasser, Apfelessig, Kürbiskernöl zum Anrühren

Herstellung: Flechten und das Natursalz mit etwas Käferbohnenmehl in der Kräutermühle mahlen, eventuell durchsieben. In Gläser abfüllen und bei Bedarf anrühren.

Anwendung: Mit Wasser, wenig Apfelessig und Kürbiskernöl zu einer streichfähigen Paste anrühren. Die Paste soll mindestens eine Stunde durchziehen. Auf das angefeuchtete Gesicht und den Körper auftragen, einige Minuten einwirken lassen und lauwarm abwaschen.

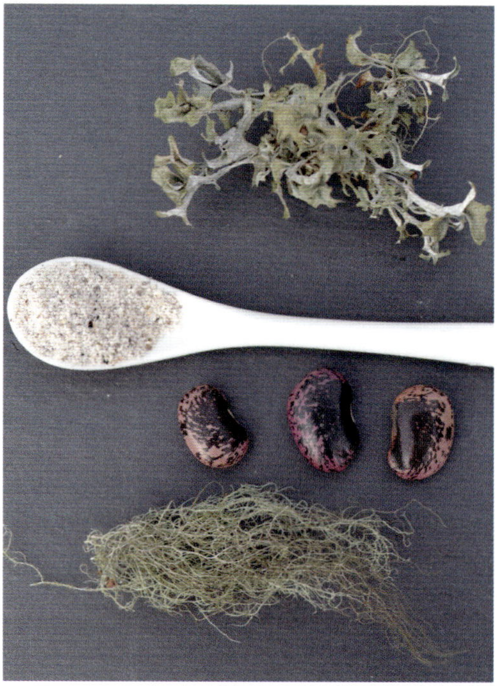

TIPP! Für Gesicht und Körper

Die zu verwendete Menge mit reichlich Wasser, Milch oder Molke zu einem Brei kochen und noch warm als Gesichtsmaske oder zur Körperreinigung auftragen.

REINIGUNGSMILCH „PRETTY WOMAN"

Diese rosarote Reinigungsmilch begeistert große und kleine Prinzessinnen. Eine cremige Duschvariante für den ganzen Körper und ein perfektes, pflegendes Shampoo!

Zutaten

1 EL getrocknete rote Rosenblätter
2 EL Isländisches Moos
120 g Buttermilch
20 g duftneutrales Duschgel/Shampoo

Herstellung: Rosenblätter und Flechten pulverisieren, mit Buttermilch verrühren und etwas köcheln lassen. Zugedeckt ziehen lassen, durch ein feines Sieb filtern und mit dem Duschgel/Shampoo vermischen. Der Anteil an Duschgel/Shampoo kann – insbesondere bei Verwendung als Haarshampoo – auf bis zu 120 g erhöht werden. In vorbereitete Shampooflasche abfüllen.
Haltbarkeit: ca. 2 Wochen.

GESICHTSREINIGUNG „SUMMERTIME“

Eine fruchtig-duftende Reinigungslotion. Insbesondere im Sommer pflegen Sanddorn, Ringelblumen und Flechten die durch Sonne und Salzwasser gereizte Haut.

Zutaten

100 g Quellwasser
5 g Isländisches Moos
25 g Sesamöl
100-ml-Becher frische Ringelblumenblüten
1 EL Sanddornbeeren (alternativ: ungesüßter Sanddorn-Presssaft)
1 TL Natursalz
10 g duftneutrales Duschgel/Shampoo

Herstellung: Isländisches Moos mit Natursalz gut mörsern, mit Quellwasser eine Stunde lang kalt ansetzen, aufkochen und einige Minuten köcheln lassen. Vom Herd nehmen, Ringelblumen, Sanddornbeeren und Sesamöl dazugeben, mit dem Stabmixer pürieren und 15 Minuten ziehen lassen. Danach durch ein feines Sieb filtern und mit dem Shampoo vermischen. In eine Shampooflasche abfüllen.
Haltbarkeit: bei Zimmertemperatur 1 Monat.

CREMIGES REINIGUNGSGEL „MEERESALGEN UND BAUMMOOSE“

Dieses cremige Duschgel auf den angefeuchteten Körper auftragen, einmassieren und abduschen. Die Kontraste des nach Süden und Meer duftenden Kokosöls einerseits und des an den hohen Norden erinnernden krautigen, moosigen Dufts des Isländischen Mooses andererseits machen dieses Reinigungsgel zu einem besonderen Erlebnis.

Zutaten

50 g Kokosöl
10 g Isländisch-Moos-Glycerin (Zubereitung siehe Basisrezepte, S. 80)
5 g duftneutrales Duschgel/Shampoo

Herstellung: Isländisch-Moos-Glycerin und Duschgel/Shampoo mit dem weichen Kokosöl so lange verrühren, bis das Kokosöl cremig ist, und die Masse in ein Glas abfüllen. Eine grüne Variante erzielt man durch Zugabe eines halben Teelöffels Grünteepulvers.
Haltbarkeit: ca. 1 Monat bei Zimmertemperatur.

Anwendung: Auf die nasse Haut auftragen, einmassieren und danach abwaschen. Dieses Reinigungsgel ist auch eine hervorragende Rasiergel-Variante!

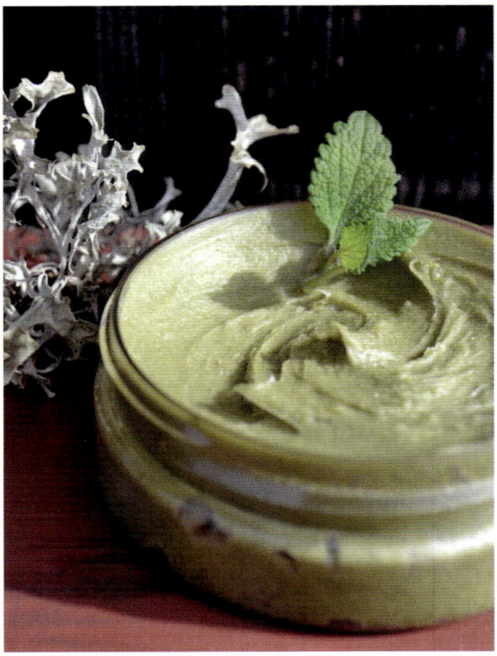

REINIGUNGSMILCH „MORGENSTUND“

Hervorragende und feine Gesichtsreinigung für sehr empfindliche und gereizte Haut. Durch die Zutaten Vollmilch und Isländisches Moos entsteht eine puristische Reinigung, die die Hautflora in Kürze wieder aufbaut.

Zutaten

20 ml Isländisch-Moos-Gel (Zubereitung siehe Basisrezepte, S. 78)
80 ml Vollmilch

Herstellung: Das Isländisch-Moos-Gel nach Anleitung im Basisrezeptteil zubereiten, stark einreduzieren, dann 20 ml abmessen. Das Isländisch-Moos-Gel mit der Vollmilch in einer Duschgelflasche vermischen.
Haltbarkeit: ca. 1 Woche im Kühlschrank.

Anwendung: Großzügig auf die befeuchtete Haut auftragen, kurz einmassieren und duschen. Diese feine Duschmilch entfernt Schmutz und hinterlässt eine weiche Haut. Ein Eincremen erübrigt sich.

TIPP! Als Peeling

Eventuell kann 1 TL duftneutrales Duschgel/Shampoo oder 1–2 EL weiße Tonerde/Heilerde zugegeben werden.

DUSCHSCHAUM „FLECHTE UND ROSSKASTANIE“

Eine sanfte Duschvariante mit Früchten, die im Herbst zu Hauf am Boden liegen.

Zutaten

(für eine Wäsche bei schulterlangem Haar)
300 g Quellwasser
10 g Isländisches Moos
2 EL Rosskastanienpulver oder ca. 6 frische, zerkleinerte Rosskastanien
30 Tropfen Bartflechtentinktur (Zubereitung siehe Basisrezepte, S. 81)

Herstellung: Isländisches Moos und Rosskastanienpulver bzw. die frischen, zerkleinerten Kastanien mit dem Quellwasser übergießen und über Nacht stehen lassen.

Am nächsten Tag aufkochen, 5–10 Minuten köcheln und kurz ziehen lassen. 30 Tropfen Bartflechtentinktur dazugeben, durch ein Sieb filtern und in eine Duschgelflasche abfüllen.

Haltbarkeit: ca. 1–2 Monate bei Zimmertemperatur.

Anwendung: Vor Gebrauch aufschütteln.

Für die Haarwäsche: Die Haare anfeuchten und das Shampoo in Haare und Kopfhaut einmassieren. Einige Minuten einwirken lassen und mit lauwarmem Wasser ausspülen.

Als Duschgel: Den Körper anfeuchten, das Duschgel auftragen und einwirken lassen, danach mit Wasser abduschen.

Wer eine cremigere Variante bevorzugt, kann einen Teelöffel Kräuteröl zum Duschgel dazugeben, alles gut durchschütteln und wie gewohnt verwenden. Möchte man auf das gewohnte „Schäumen“ nicht verzichten, kann ein Esslöffel duftneutrales Duschgel/Shampoo untergerührt werden.

HAARFLUID FÜR GLÄNZENDES HAAR

Dieses frische Fluid, nach dem Waschen aufgetragen, erleichtert das Kämmen und bringt strahlenden Glanz ins Haar.

Zutaten

Schale und Saft einer Limette
1 EL Bartflechte oder Baummoos (getrocknet, fein geschnitten)
10 g Jojobaöl
40 g Quellwasser
20 g Verjus
¼ TL Natursalz
1 Messerspitze Honig
10 Tropfen Bartflechtentinktur (Zubereitung siehe Basisrezepte, S. 81)

Herstellung: Die Limettenschale raspeln und den Saft auspressen, die Flechten mit Natursalz mörsern (nimmt man Bartflechten, diese zuvor mit einem Messer fein schneiden). Verjus und Limettensaft zu den Flechten geben und einige Zeit ziehen lassen. In einen Topf geben, Quellwasser, Honig und Jojobaöl dazugeben. Mit einem Stabmixer gut pürieren, leicht aufköcheln lassen und mindestens eine Stunde stehen lassen. Im Anschluss durch ein feines Sieb filtern, die Bartflechtentinktur hinzugeben und in eine Zerstäuberflasche abfüllen. Vor Gebrauch gut aufschütteln.
Haltbarkeit: bei Zimmertemperatur ca. 1 Monat.

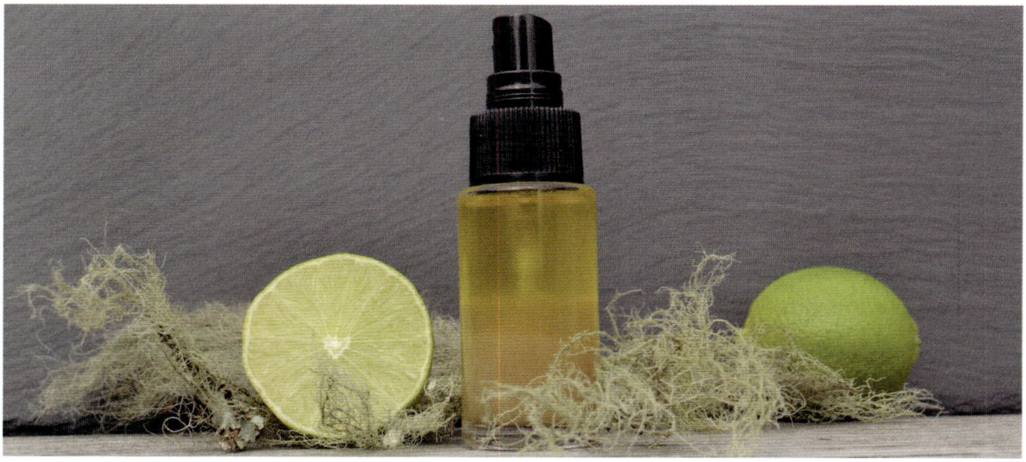

Historischer Exkurs zur Haarpflege

Bartflechten (*Usnea barbata* und andere *Usnea*-Arten) wurden von alters her als Haartonikum verwendet. Hierzu schreibt Franken (1619):

Mooß oder Baummooß, ißt ein haarechtig Unreinigkeit und Oberflüssigkeit etlicher Beum, als Cederbeum, Pappelbeum, Weiß- und Rotdannenbeum, Eychbeum und Fichtenbeum, ist von Gestalt und anzusehen, wie lange ausgebreitet Frawen- oder Jungfrawenhaar, ganz lang an den Beumen herniederhangend, hat ein lieblichen Geruch. Baummooß in Laug von Eichenasche gemacht ist gesotten, leßt kein Haar ausfallen, tödtet die Würm, so sie Haar wegfressen.

Eine Asche aus Baum- und Pflanzenteilen herzustellen, ist einfach: Pflanzenmaterial sammeln und gut trocknen lassen. Das Material in einer gereinigten Feuerschale anhäufen und mit einem brennenden, getrockneten Ästchen entzünden. Nicht verwendet werden dürfen Brennhilfen, Feuerzeug oder Zeitungen. Eine Kerze ist eine gute Hilfe. Die Asche in erkaltetem Zustand sehr fein sieben (Asche dabei nicht einatmen!) und in ein Schraubglas abfüllen. Trocken lagern.

Ein Ansatz mit „Mooß oder Baummooß" kann folgendermaßen zubereitet werden: 1 EL Baummoos, mit etwas Apfelessig vermischt, gut mörsern und mit 1 EL Asche und 3 EL Quellwasser in ein Glas abfüllen. Diesen Ansatz unter regelmäßigem Aufschütteln ca. eine Woche ziehen lassen – aufpassen: Der pH-Wert soll nicht unter 8 abfallen, sonst verdirbt der Ansatz (mit einem pH-Wert-Streifen messen und bei Bedarf noch etwas Asche dazugeben).

Eine „Baummooß in Laug von Eichenasche, die kein Haar ausfallen lässt und sämtliche Würm abtötet", ist in der Folge rasch gerührt: Auf 100 ml Quellwasser gibt man 1 TL des oben beschriebenen Ansatzes. Diese „Laug" ist als Reinigung für Haut und Haar wunderbar einsetzbar. Die Haarwäsche mit einer „sauren Spülung" (ein Spritzer Apfelessig ins Waschwasser geben) abschließen.

KÜHLENDES FUSSBAD

Es gibt nichts Angenehmeres, als sich nach dem Bergmarsch ins kühle Nass zu stürzen, um sich zu erfrischen. Fehlt der entsprechende See, so ist dies ein ideales Fußbad, um seinen Füßen nach einer ausgedehnten Wanderung zu danken!

Zutaten

2 EL frische Nadeln von Tannen, Fichten oder Latschen
2 EL Baummoos
5 EL Natursalz

Herstellung: Die Nadeln fein schneiden und mit der zerkleinerten Flechte und dem Natursalz in der Kräutermühle mahlen und in Gläser abfüllen. Trocken und dunkel aufbewahren.

Anwendung: Einige Esslöffel in lauwarmem Wasser auflösen und das Fußbad genießen.

TIPP! Bei Verkühlungen

Der Duft ist fantastisch und eignet sich auch zum Inhalieren bei Verkühlung. Entweder ein paar Esslöffel in heißem Wasser auflösen oder hin und wieder einen tiefen Atemzug aus dem Tiegel mit dem Flechten-Nadel-Salz machen.

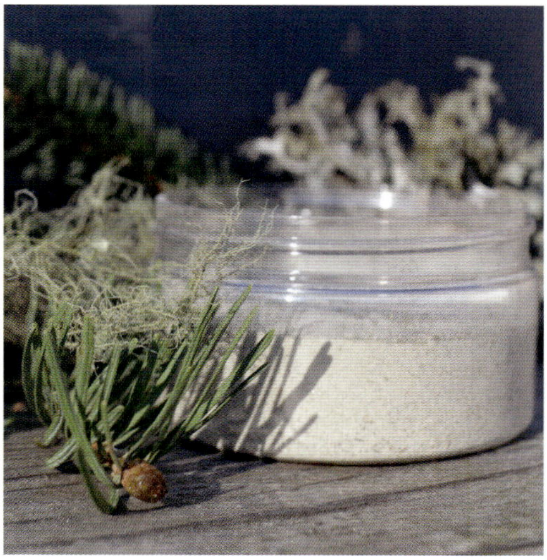

▸ PFLEGEPRODUKTE FÜR GESICHT UND KÖRPER

LICHEN PUR – FAST NUR FLECHTEN

2 Basisrezepte miteinander vermischen – so einfach geht's!!

Zutaten

10 g Isländisch-Moos-Gel
(Zubereitung siehe Basisrezepte, S. 78)
20 Tropfen Bartflechtentinktur
(Zubereitung siehe Basisrezepte, S. 81)

Herstellung: Die Herstellung des Isländisch-Moos-Gels und der Bartflechtentinktur ist im Basisrezeptteil beschrieben.

Das Isländisch-Moos-Gel mit der Bartflechtentinktur in eine Zerstäuberflasche abfüllen.

Haltbarkeit: ca. 2 Wochen.

Anwendung: Das Gel kann als Augen-, Reinigungs- und Haargel, Gesichtsmaske, Deo, Desinfektions- und Hygienespray, nach einem Sonnenbad oder bei Verbrennungen, nach Insektenstichen usw. verwendet werden.

Variante als Fußspray: Einige Körnchen Menthol oder etwas Kampfer, in wenig Alkohol aufgelöst, geben dem Spray zusätzlich eine erfrischende Note.

TIPP! Für die Haltbarkeit

Schließt man das Gel in der Flasche mit einem leichten Ölrand ab (z. B. Jojobaöl), bleibt es länger haltbar.

PARFÜM FÜR WALDFEEN

Ein Duft wie ein Rosengaten, umrahmt vom herb-krautigen Charakter der Flechten.

Zutaten

Schale einer Limette
2 Stück Baum-oder Eichenmoos
1 TL Kakaoschale
1 kleine Vanillestange
1 TL Alantwurzel, getrocknet
8 EL rote Damascener Rose, getrocknet
4 EL Quittenschale, getrocknet
1 kleiner Zweig frischer Melisse
1 Prise Natursalz
200 g 70%iger Weingeist

Herstellung: Die Schale der Limette fein abreiben und mit den festen Zutaten, wie den Flechten, der Kakaoschale, Vanille, Alantwurzel, Rosenblättern, Quittenschalen und der Prise Natursalz, gut mörsern oder in der Kräutermühle pulverisieren.

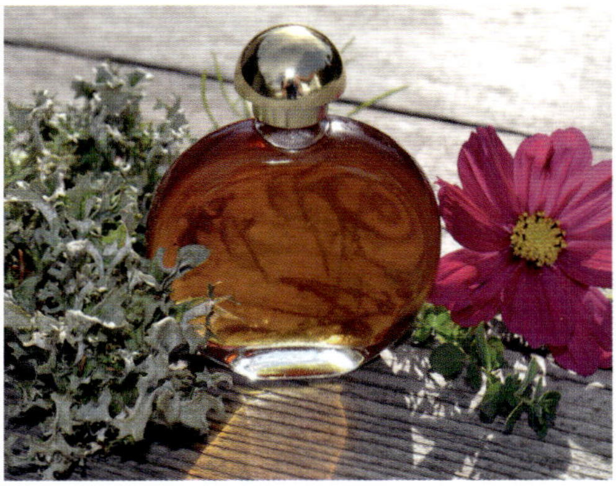

Die Melissenblätter sehr fein schneiden und dazugeben. Alles in ein Schraubglas geben und mit 70%igem Weingeist auffüllen. Dunkel mindestens einen Monat ziehen lassen, gelegentlich schütteln.

Nach dem Reifen durch ein feines Sieb filtern und in eine Zerstäuberflasche abfüllen.

PFLEGEFLUID „WALD UND WIESE"

Diese feine Schüttellotion kann als „Make-up-Entferner", feine Hautpflege oder als „Leave-in-Conditioner" für die Haare Anwendung finden. Durch die Komposition der ausgewählten Zutaten ist dieses Fluid bestens bei trockener, reifer und sensibler Haut sowie bei Neurodermitis geeignet.

Zutaten

25 ml Isländisch-Moos-Apfel-Öl
(Zubereitung siehe Basisrezepte, S. 77)
15 ml Hanföl
30 ml Isländisch-Moos-Gel
(Zubereitung siehe Basisrezepte, S. 78)

Herstellung: Das Isländisch-Moos-Apfel-Öl und Isländisch-Moos-Gel werden nach Anleitung im Basisrezeptteil hergestellt. Für das Gel wird das kalt angesetzte Isländische Moos mit dem Quellwasser einreduziert, sodass etwa 30 ml übrig bleiben. Eine Zerstäuberflasche aus Glas vorbereiten und desinfizieren, das Isländisch-Moos-Gel, das Isländisch-Moos-Apfel-Öl und das Hanföl einfüllen.
Haltbarkeit: ca. 1 Monat bei Zimmertemperatur.

Anwendung: Bei Verwendung aufschütteln, damit sich die beiden Phasen gut vermischen. Fein auf die Haut aufsprühen und verteilen. Dieses leichte Pflegefluid kann für das Gesicht, aber auch als Körperlotion verwendet werden.

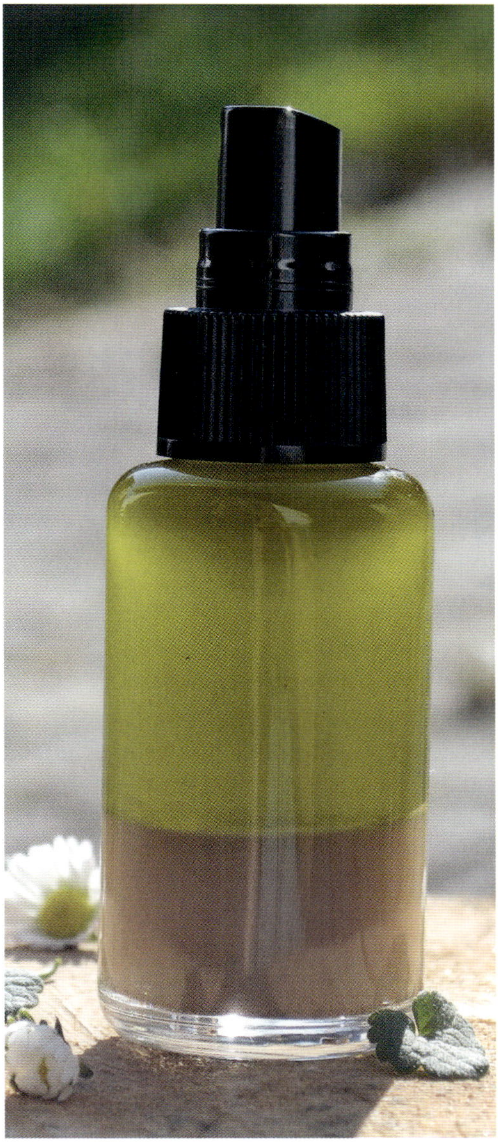

PFLEGECREME „GRÜNE WIESE“

Die zartgrüne Creme zieht wunderbar in die Haut ein und eignet sich bei trockener, sensibler und zu Entzündungen neigender Haut. Das Isländisch-Moos-Apfel-Öl mit dem Hanföl wird wunderbar durch das Isländisch-Moos-Gel ergänzt und ergibt eine beruhigende, reizlindernde Pflege.

Zutaten

50 g Isländisch-Moos-Apfel-Öl
(Zubereitung siehe Basisrezepte, S. 77)
20 g Hanföl
7 g Bienenwachs
30 g Isländisch-Moos-Gel
(Zubereitung siehe Basisrezepte, S. 78)

Herstellung: Das Isländisch-Moos-Apfel-Öl und das Isländisch-Moos-Gel werden nach der Anleitung im Basisrezeptteil hergestellt.

Das Bienenwachs in einem Topf abwiegen, die beiden Öle (Isländisch-Moos-Apfel-Öl und Hanföl) dazugeben und zum Schmelzen bringen. Diese Mischung etwas abkühlen lassen, bis sie einzutrüben beginnt, und unter Mixen das zimmertemperierte Isländisch-Moos-Gel hinzufügen, bis eine geschmeidige Creme entsteht. Die Hautcreme in mit Alkohol desinfizierte kleine Gläser abfüllen.

Haltbarkeit: bei Zimmertemperatur ca. 1 Monat.

Anwendung: Nach der Reinigung die Creme sparsam auf die Haut auftragen. Durch den hohen Feuchtigkeitsanteil zieht sie wunderbar in die Haut ein, ohne einen Fettfilm zu hinterlassen.

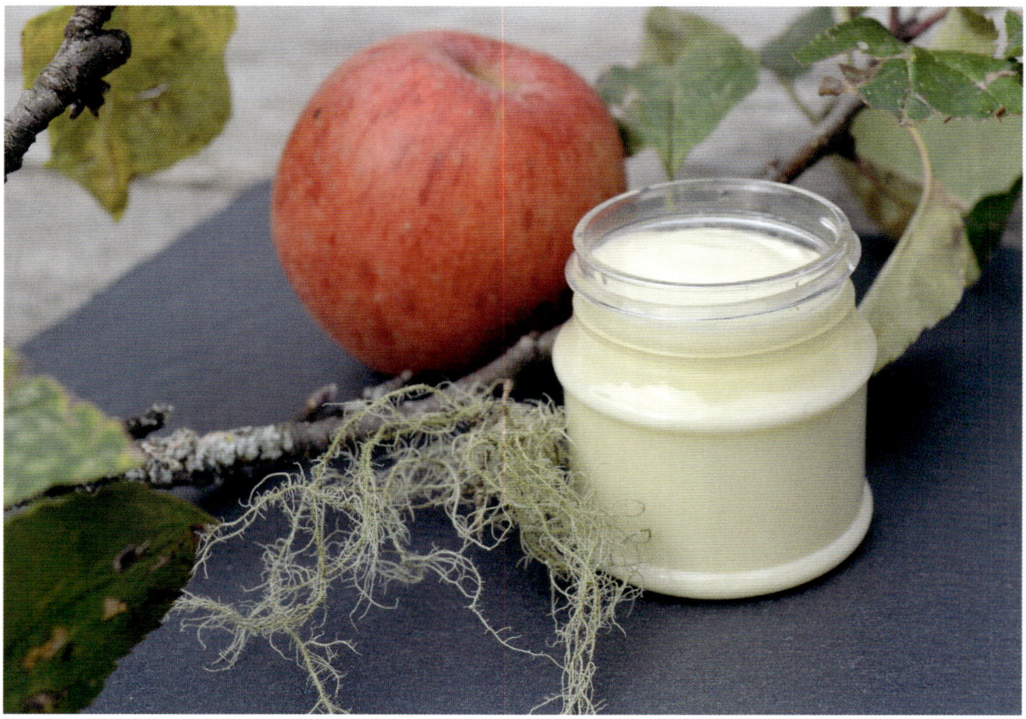

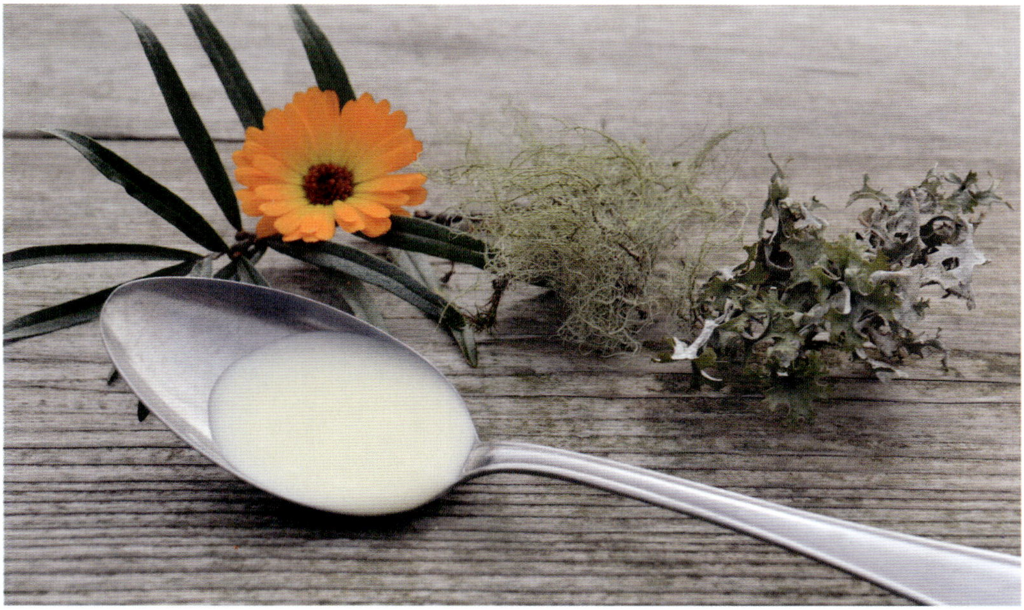

FEINE LOTION „SONNENSTUNDEN“

Die Flechte, die Ringelblumen und die Sanddornbeeren haben einen leichten UV-Schutz und wirken beruhigend auf die der Sonne ausgesetzte Haut.

Die enthaltene Pflanzenbutter ist rückfettend und gibt der Creme einen weichen Charakter.

Zutaten

30 g Fruchtöl aus Flechten (Isländisches Moos, Baummoos oder Bartflechte), frischen Ringelblumen und Sanddornbeeren, hier Olivenöl (Zubereitung siehe Basisrezepte, S. 78)
20 g Jojobaöl
10 g Nachtkerzenöl
2 g Bienenwachs
5 g Olivenbutter
60 g Quellwasser
15 Tropfen Bartflechtentinktur (Zubereitung siehe Basisrezepte, S. 81)

Herstellung: Das Fruchtöl wie in der Beschreibung im Basisrezeptteil zubereiten. Die pulverisierte Flechte mit Ringelblumen und Sanddorn kann mit dem Stabmixer im Pflanzenöl gemixt werden, damit sich die Pflanzenstoffe besser im Öl lösen. Es können Isländisches Moos, Baummoose oder Bartflechten verwendet werden. Das Bienenwachs, das Frucht- und das Jojobaöl in einen Topf abwiegen und am Herd sanft aufschmelzen, Nachtkerzenöl sowie Olivenbutter hinzufügen und schmelzen lassen.

Wenn die Fettmasse etwas eingetrübt ist, das zimmertemperierte Quellwasser und die Bartflechtentinktur mit dem Stabmixer einrühren und in Lotionenflaschen abfüllen.

Haltbarkeit: bei Zimmertemperatur ca. 1 Monat.

Anwendung: Diese feine Lotion kann als Gesichts- und Körperpflege benutzt werden.

KÖRPERLOTION „WINTERZEIT"

In der Winterzeit sehnt sich der Körper nach einer harmonisch duftenden Lotion, die pflegt und wärmt. Das Quitte-Vanille-Moos-Öl riecht angenehm weich und warm – daher im Herbst, wenn die Quitten reif sind, genug Pflegeöl für die weiteren Monate vorbereiten!

Zutaten

40 g Fruchtöl Quitte-Vanille-Moos (hier Sonnenblumenöl, Zubereitung siehe Basisrezepte, S. 78)
10 g Haselnussöl
5 g Bienenwachs
5 g Kakaobutter
50 g Quellwasser
15 Tropfen Bartflechtentinktur (Zubereitung siehe Basisrezepte, S. 81)

Herstellung: Aus einer grob geriebenen Quitte samt Kernen, 2 EL Isländischem Moos, Baummoos oder Bartflechte, 1 Stange Vanille, etwas Natursalz und 300 g Sonnenblumenöl ein Fruchtöl herstellen. Eventuell kann gegen Ende des Herstellungsvorgangs eine kleine Zimtstange mitgekocht werden. Anleitung siehe Basisrezeptteil, S. 78.

Das Bienenwachs und die Kakaobutter in einen Topf abwiegen, die Öle dazugeben und erwärmen. Wenn sich die Bienenwachs-Öl-Masse leicht eintrübt, das zimmertemperierte Quellwasser mit dem Stabmixer einrühren und die Bartflechtentinktur dazugeben.
Haltbarkeit: ca. 1 Monat.

AYURVEDISCHES KÖRPERÖL „WINTERBLUES"

Johanniskraut ist eine Pflanze des Hochsommers, der Sonne, und wärmt im kalten Winter den Körper und die Seele. Die Flechten geben uns Kraft und Ausdauer, lange „Durststrecken" gesund zu überstehen.

Zutaten

2 Teile Johanniskraut, ganzes Kraut mit Blüten, getrocknet
1 Teil Isländisches Moos oder Bartflechte
16 Teile frisches Quellwasser
6 Teile Sesamöl (nicht geröstet)

Herstellung: Johanniskraut und Isländisches Moos zerkleinern/mörsern (nicht pulverisieren), mit dem Quellwasser aufsetzen, eine Stunde ziehen lassen, aufkochen und auf mindestens die Hälfte sanft köchelnd einreduzieren. Anschließend das Sesamöl dazugeben und so lange köcheln, bis das gesamte Wasser verdampft ist. Dabei immer wieder rühren, damit sich kein Bodensatz bildet. Diese Prozedur ist eine überlieferte traditionelle Herstellungsweise aus dem Ayurveda und kann sich über einige Stunden hinziehen, oft muss man sie am nächsten Tag fortsetzen.
Haltbarkeit: bei Zimmertemperatur ca. 1 Jahr.

Anwendung: Ideal ist es, den Körper mit dem erwärmten Öl einzumassieren oder abends nach einem anstrengenden Tag zur Entspannung die Füße damit zu verwöhnen. Für diesen Zweck eine kleine Flasche davon abfüllen und auf den Heizkörper stellen, so ist das Öl jederzeit für eine wohlige Behandlung bereit.

SPORTLER-TONICUM

Dieses ideale Tonicum für Sportfreaks lindert, nach dem Sport auf die Beine aufgetragen, im Nu die Muskelschmerzen durch die aufbauende und stärkende Kraft der Flechten!

Zutaten Tonicum

1 Teil Isländisch-Moos-Gel mit Wegerich (Zubereitung siehe rechts)
1 Teil Nadel-Flechten-Öl (Zubereitung siehe unten)

Herstellung Tonicum: Eine Zerstäuberflasche vorbereiten und mit dem Isländisch-Moos-Gel mit Wegerich und dem Nadelöl mit Flechten auffüllen. Vor Gebrauch gut aufschütteln.
Haltbarkeit: bei Zimmertemperatur ca. 1 Monat.

Zutaten Nadel-Flechten-Öl

100-ml-Glas junge Zapfen, Nadeln und Ästchen von Nadelbäumen, Baummoos, Bartflechte oder Isländisches Moos
1–2 TL Baumharze
200 g Pflanzenöl (hier Distelöl)

Zubereitung Nadel-Flechten-Öl: Junge Zapfen, Nadeln und Ästchen von Nadelbäumen fein schneiden, Harze und Flechten mörsern, mit etwas Wasser oder Bartflechtentinktur gut befeuchten und ca. 15 Minuten ziehen lassen. Das Distelöl hinzugeben und unter ständigem Rühren eine halbe bis ganze Stunde leicht köcheln lassen. Abseihen und in eine Glasflasche abfüllen.

TIPP! Verarbeitung der Harze

Sind die Harze noch weich, diese direkt zum Öl geben (ohne sie zu mörsern).

Zutaten Isländisch-Moos-Gel mit Wegerich

5 g Isländisches Moos
100 g Quellwasser
ca. 10 Blätter Spitzwegerich oder Breitwegerich
¼ TL Natursalz
etwa 3 Körnchen Menthol, in wenig Alkohol aufgelöst

Zubereitung Isländisch-Moos-Gel mit Wegerich: Isländisches Moos und Quellwasser mindestens eine Stunde kalt ansetzen, danach einige Minuten zu einem Gel einkochen. Die Blätter der Wegeriche schneiden und mit dem Natursalz zum Gel geben, dann mit einem Stabmixer alles sehr gut pürieren und zuletzt das in Alkohol aufgelöste Menthol dazugeben. Anschließend durch ein Sieb und ein zweites Mal durch ein sehr feines Sieb oder Tuch filtern.

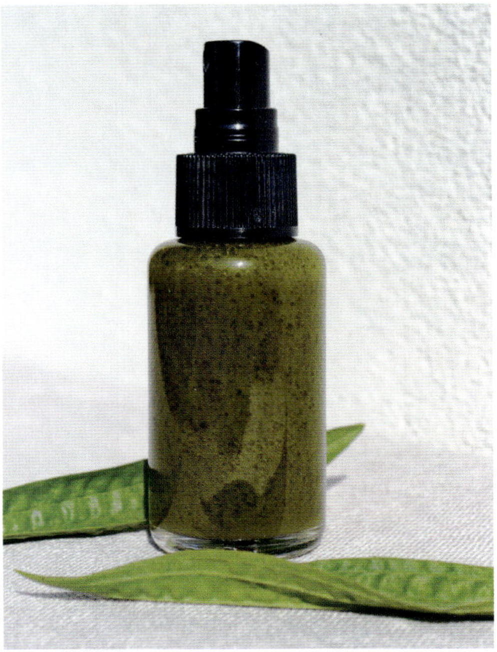

ZAHNPFLEGE

ZAHNPASTA „FRESHMINT“

Reinigt die Zähne sanft, stärkt und mineralisiert das Zahnfleisch. Das Isländische Moos beugt Zahnfleischentzündungen vor, wirkt kräftigend und desinfizierend.

Zutaten

30 g Kokosöl
30 g Isländisch-Moos-Glycerin (Zubereitung siehe Basisrezepte, S. 80)
5 g Xylit (Birkenzucker)
30 g weiße oder grüne Heilerde oder „Rügener-Heilkreide“
optional 5 Tropfen ätherisches Krauseminzeöl

Herstellung: Xylit und die Heilerde oder -kreide in das Isländisch-Moos-Glycerin einrühren. Alternativ kann auch ein stark eingekochtes Isländisch-Moos-Gel verwendet werden (Zubereitung siehe Basisrezepte, S. 78), dessen Haltbarkeit aber geringer ist. Das Kokosöl schmelzen und etwas abkühlen lassen, dann mit den anderen Zutaten vermischen. So lange rühren, bis sich eine geschmeidige Konsistenz ergibt.

Danach in vorbereitete Tuben mit breiter Öffnung oder Gläser füllen. Die Tuben oder Gläser kühl und dunkel bevorraten.

Haltbarkeit: bei Zimmertemperatur ca. 1 Monat.

Anwendung: Einen halben Teelöffel der Zahnpasta im Mund verteilen und kurz einspeicheln. Die Zähne mit der Zahnbürste wie gewohnt bürsten.

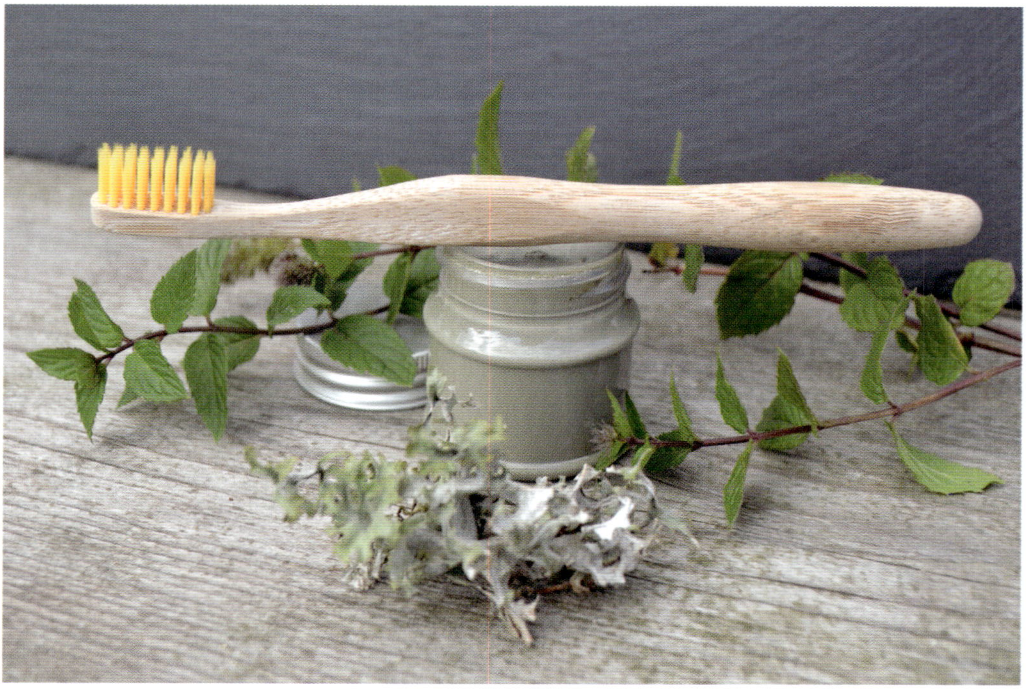

ZAHNPASTA „WALDLUFT"

Eine Zahnpastavariante ohne Kokosöl.

Zutaten

5 g Xylit (Birkenzucker)
30 g weiße oder grüne Heilerde oder „Rügener-Heilkreide"
ca. 15–20 g Isländisch-Moos-Gel (Zubereitung siehe Basisrezepte, S. 78)
optional 5 Tropfen ätherisches Eucalyptusöl

Herstellung: Das Isländisch-Moos-Gel nach der Anleitung in den Basisrezepten zubereiten. Die pulvrigen Zutaten in einen kleinen Tiegel einwiegen und so viel Gel dazurühren, bis sich eine perfekte Konsistenz ergibt. Zum Schluss einige Tropfen ätherisches Öl hineinträufeln. In ein kleines Schraubglas oder eine kleine Tubenflasche füllen und innerhalb einer Woche (bei Zimmertemperatur) verbrauchen. Es ist ratsam, die trockenen Zutaten auf Vorrat in ein Glas zu geben und bei Bedarf eine kleine Menge anzurühren.

Anwendung: Eine kleine Menge dieser Zahnpasta auf die Bürste auftragen und die Zähne wie gewohnt putzen.

ZAHNPULVER „ISLA MOOS"

Dieses Zahnpulver stärkt und kräftigt das Zahnfleisch, vermehrt die Speichelproduktion und lindert Zahnfleischbluten.

Das Isländische Moos wird durch den Speichel gut aufgeschlossen und gibt dadurch die pflegenden Inhaltsstoffe frei. Seit alters her wird diese Flechte zur Heilung der Mundschleimhäute empfohlen.

Zutaten

1 EL Isländisches Moos
1 TL geraspelte Zitronenschale
10 Stück Kardamon
15 Stück Gewürznelken
1 Sternanis
5 EL Birkenzucker (Xylit)

Herstellung: Zitronenschale fein raspeln und mit Isländischem Moos, Kardamon, Gewürznelken, Sternanis und Birkenzucker in der Kräutermühle fein mahlen. Das Pulver gut trocknen lassen, weil die Zitronenschale noch Feuchtigkeit enthält. Durch ein feines Sieb sieben und in Gläser abfüllen.
Haltbarkeit: ca. 1 Jahr bei Zimmertemperatur.

Anwendung: ¼ TL Zahnpulver im Mund bewegen und gut durch die Zahnzwischenräume ziehen. Anschließend die Zähne wie gewohnt putzen oder die Zahnbürste mit Pulver benetzen und die Zähne putzen.

TIPP! Alternative zu Xylit

Anstelle von Birkenzucker kann auch Natursalz verwendet werden.

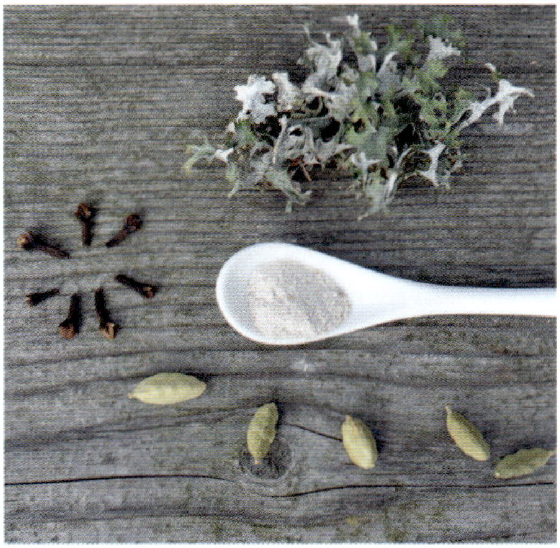

ZAHNÖL „INDIEN“

Das „Ölziehen“ ist in der alten indischen Heilkunst Tradition: Minutenlanges Ziehen des Öls entgiftet den Mundraum, stärkt und kräftigt das Zahnfleisch, lindert Entzündungen und verhindert Zahnfleischbluten. Bei Halsschmerzen oder Verkühlung kann es gurgelnd verwendet werden.

Zutaten

1 EL fein pulverisierte Harze, wie Weihrauch, Mastix, Myrrhe
1 EL Isländisches Moos
1 EL Quellwasser
1 TL Natursalz
200 ml Sonnenblumenöl

Herstellung: Harze, Natursalz und das Isländische Moos gut mörsern, mit einem Esslöffel Quellwasser mischen und etwas durchziehen lassen, anschließend Sonnenblumenöl hinzufügen. Unter ständigem Rühren leicht köcheln lassen, bis sich die Harze auflösen (ca. 30 Minuten), durchseihen und in eine Flasche abfüllen.
Haltbarkeit: ca. 6 Monate.

Anwendung: Einen Teelöffel dieses Zahnöls im Mund verteilen, kräftig im Mundraum hin- und herbewegen und etwa zehn Minuten lang durch die Zähne ziehen. Dann ausspucken und den Mund mit Wasser ausspülen.

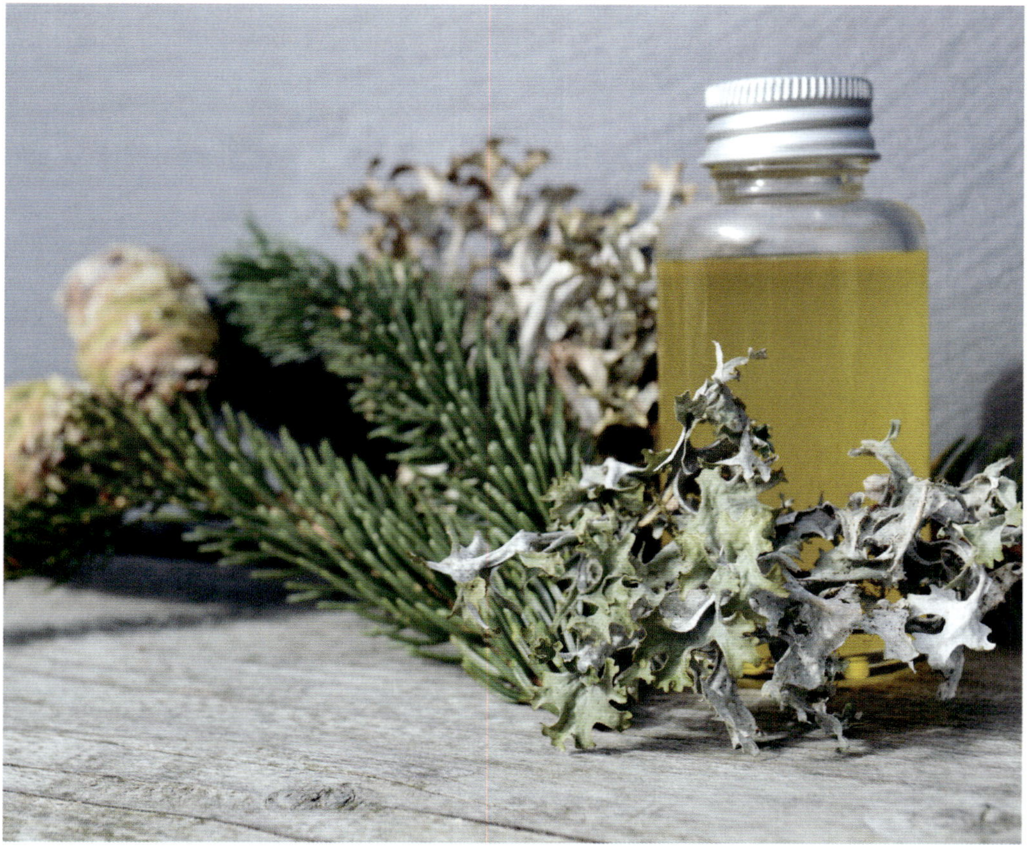

▸ LIPPENPFLEGE

Baumharze treten bei Nadelbäumen aus, um Wunden zu verschließen und zu heilen.

Wir können uns die Wirkung der Harze zunutze machen und sie gemeinsam mit Flechten zu einer bakterienhemmenden Lippenpflege verarbeiten, die zudem vorbeugend bei Infektionsgefahr wirkt. Diese Pflege eignet sich ebenso bei Mundecken und Fieberblasen.

LIPPENPFLEGESTIFT „FLECHTENKUSS"

Zutaten Lippenpflegestift

4 g Bienenwachs
2 g Candelillawachs
10 g Flechten-Harzöl mit Jojobaöl (Zubereitung siehe rechts)
2 g Kakaobutter
2 g Mangokernbutter
2 g Sheabutter
evtl. 5 Tropfen ätherisches Melissenöl
Ergibt 5 Lippenpflegestifte zu je ca. 4 g.

Herstellung Lippenpflegestift: Bienen- und Candelillawachs abwiegen und mit dem Flechten-Harzöl mit Jojobaöl aufschmelzen. Kakao-, Mangokern- und Sheabutter dazugeben und eventuell einige Tropfen echtes ätherisches Melissenöl in die Fettmasse einrühren. In vorbereitete Lippenpflegestift-Hülsen oder Tiegel füllen.
Haltbarkeit: ca. 1 Jahr.

Zutaten Flechten-Harzöl

25 g Jojobaöl
1 EL Flechten (Isländisches Moos, Bartflechte oder Baummoose)
1 TL Harz von Fichten- oder anderen Zapfen oder Weihrauch
einige Tropfen Bartflechten-Tinktur (Zubereitung siehe Basisrezepte, S. 81)

Herstellung Flechten-Harzöl: In 25 g Jojobaöl gemörsertes Harz erwärmen und auflösen. Flechten mörsern, mit einigen Tropfen Bartflechtentinktur anfeuchten und ca. zehn Minuten ziehen lassen. Zum Jojobaöl mit dem gemörserten Harz geben, ½ Stunde köcheln und mindestens eine Stunde ziehen lassen. Durch ein feines Sieb filtern und 10 g für die Herstellung des Lippenpflegestifts abwiegen.

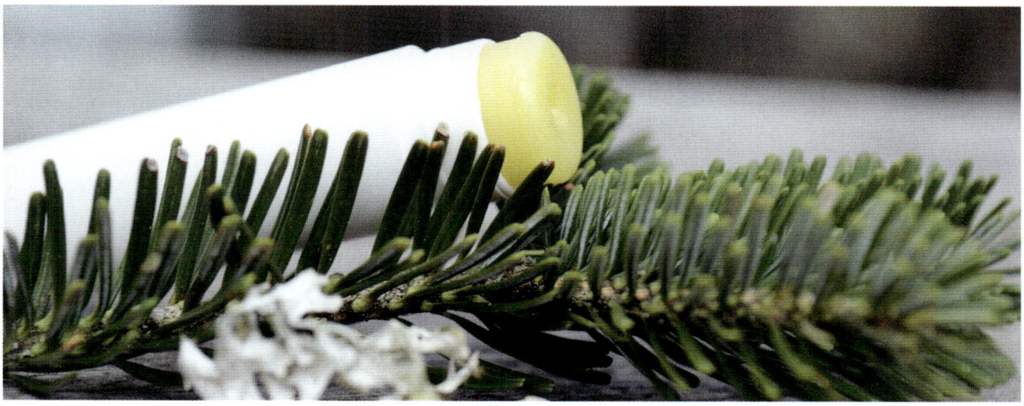

▸ SONNENSCHUTZ

HAUTCREME „OH SONNE MIO“

Diese feine, leicht orange leuchtende Creme hinterlässt keinen Fettglanz.

Zutaten Creme

90 g Karotten-Kräuteröl (Zubereitung siehe rechts)
10 g Wildrosenöl
10 g Bienenwachs
50 g Quellwasser
10 Tropfen Bartflechtentinktur (Zubereitung siehe Basisrezepte, S. 81)

Herstellung Creme: Das Bienenwachs in einen Topf einwiegen und das Karotten-Kräuteröl dazugeben, einschmelzen lassen, das Wildrosenöl dazugeben und nicht weiter erhitzen.

Wenn die Öl-Bienenwachs-Masse etwas eintrübt, das zimmertemperierte Quellwasser und die Bartflechtentinktur mit dem Stabmixer einarbeiten.

Haltbarkeit: ca. 1 Monat.

Zutaten Karotten-Kräuteröl

ca. 60 g geriebene Karotte und einige Melissenblätter
1 EL Isländisches Moos oder Bartflechte
200 ml Pflanzenöl (hier Olivenöl)
¼ TL Natursalz

Das Kräuteröl, wie auf S. 78 für Frucht- und Kräuteröl beschrieben, zubereiten.

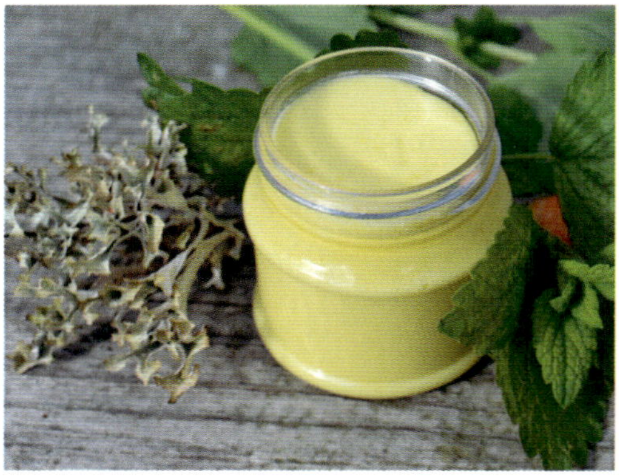

ROSENBALSAM „SUMMERSPLASH“

Dieser Balsam ist eine ideale Pflege an heißen Sommertagen!

Zutaten

2 g Rosenwachs
30 g Isländisch-Moos-Apfel-Öl (Zubereitung siehe Basisrezepte, S. 77)
30 g Fruchtöl mit Flechte, Ringelblumen und Sanddornbeeren (hier mit Olivenöl) (Zubereitung siehe Basisrezepte, S. 78)
5 g Kakaobutter
60 g Quellwasser
optional 10–15 Tropfen Bartflechtentinktur (Zubereitung siehe Basisrezepte, S. 81)

Herstellung: Das Isländisch-Moos-Apfel-Öl und das Fruchtöl herstellen. Rosenwachs abwiegen und mit den Ölen aufschmelzen, Kakaobutter dazugeben und schmelzen lassen.

Wenn sich das Wachs-, Butter- und Ölgemisch etwas eintrübt, das zimmertemperierte Quellwasser und optional die Bartflechtentinktur mit dem Stabmixer einrühren.

Dann in den vorbereiteten Airless-Spender oder in eine Tubenflasche abfüllen.

Haltbarkeit: ca. 1 Monat bei Zimmertemperatur.

SONNENSCHUTZ „FRIENDS OF THE SUN“

Flechten eignen sich in exponierten höheren Lagen mittels ihrer Flechtensäuren einen eigenen Sonnenschutz an und Studien bestätigen die hautberuhigende Wirkung nach starker Sonnenstrahlenbelastung.

Rosskastanien enthalten Aesculin, das die UV-B-Strahlung blockiert und in Sonnenschutzmitteln eingesetzt wird.

Was liegt also näher, als ein Sonnen-Öl-Gel mit Isländischem Moos und Rosskastanien zuzubereiten?

Zutaten

2 EL Isländisches Moos
1 EL getrocknetes Rosskastanienpulver
Rinde eines ca. 10 cm langen Rosskastanienzweiges (Durchmesser ca. 1 cm, fein geschnitten)
150–200 ml Quellwasser
50 g Kokosöl
20 g Jojobaöl
20 Tropfen Bartflechtentinktur (Zubereitung siehe Basisrezepte, S. 81)

Herstellung: Die Rinde vom Rosskastanienzweig abziehen und sehr fein schneiden, das Isländische Moos mörsern. Gemeinsam mit dem Rosskastanienpulver über Nacht mit Quellwasser übergossen ziehen lassen.

TIPP! Rosskastanienrinde

Die Rinde der Rosskastanienzweige wird im Frühling gesammelt. Möchte man den Sonnenspray bis in den Hochsommer hinein regelmäßig zubereiten, wird die Rinde zwischen Jänner und März gesammelt, geschnitten und getrocknet. In Gläsern abgefüllt bevorraten. So lässt sich jederzeit rund ums Jahr ein Öl-Gel frisch fertigen.

Tags darauf aufkochen, mit Kokos- und Jojobaöl leicht simmern lassen, die Bartflechtentinktur dazugeben, durch ein Sieb und nochmals durch ein feineres Sieb oder Tuch filtern. Je länger das Öl-Gel gekocht wird, desto dickflüssiger wird es und desto besser lässt es sich durch ein Tuch drücken. In Lotionenflaschen abfüllen.
Haltbarkeit: ca. 1 Monat.

Anwendung: Vor Gebrauch schütteln. Je höher die Temperatur, umso eher trennen sich die Gel- und die Ölphase. Mehrmals am Tag auf Gesicht und Körper als Sonnenschutz und als After-sun-Pflege auftragen. Dieses Öl-Gel eignet sich auch als Pflege für das Haar und für die Beine (Venenpflege).

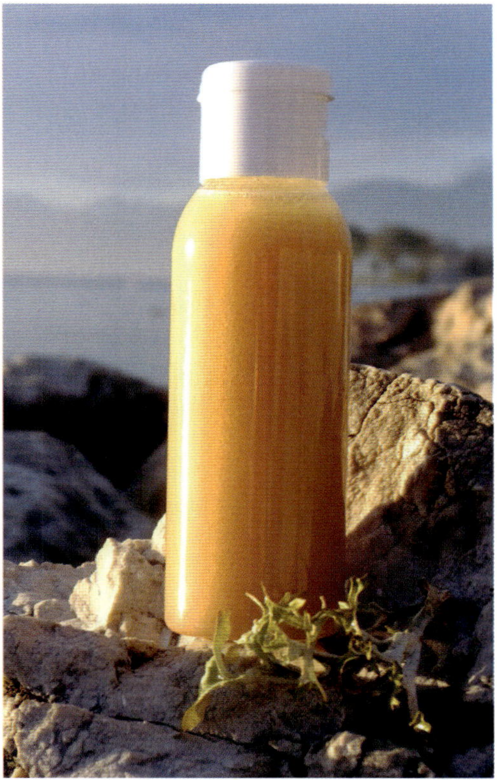

DEO

DEO „IM ZAUBERWALD“

Ein intensiver Duft nach Wald – voll gesundem Grün, das den Tag tatkräftig beginnen lässt.

Zutaten

100 ml Quellwasser
1 TL Natron
½ TL frische Tannenspitzen samt Knospen
½ TL Baummoos oder Bartflechte

Herstellung: Die Tannenspitzen mit den Knospen fein hacken und mit den Flechten im Mörser gut verreiben. In einem Glas das Natron im Wasser aufrühren, die anderen Zutaten dazugeben und alles gut verschütteln. Dunkel 1–2 Wochen ziehen lassen, immer wieder schütteln. Danach filtern und in eine Zerstäuberflasche abfüllen.

Anwendung: Nach dem Duschen auf die Haut auftragen und einwirken lassen. Erst nach dem Auftrocknen des Deo-Sprays das T-Shirt, die Bluse oder das Hemd anziehen.

DEOPUDER „REISEFIEBER“

Es eignet sich auch als geruchshemmendes, desodorierendes Fußpuder.

Zutaten

1 EL Isländisches Moos oder Bartflechte
1 EL abgeriebene Schale einer Limette
10 g weiße Tonerde/Heilerde
4 g Magnesiumstearat
10 Tropfen Pflanzenöl (hier Jojobaöl)
optional 6 Tropfen ätherisches Öl

Herstellung: Flechte, abgeriebene Limettenschale und Heilerde in einer Kräutermühle fein mahlen (Bartflechte zuvor mit einem Messer fein schneiden). Magnesiumstearat und Pflanzenöl (evtl. das ätherische Öl) dazumischen. Die Masse in einer Schale trocknen, eventuell nochmals in der Mühle mahlen, dann durchsieben und in eine Dose abfüllen.
Haltbarkeit: ca. 1 Jahr.

Wirkung: Wundstreupulver mit Isländischem Moos und Bartflechte wurde seit jeher für heilende, desinfizierende und desodorierende Zwecke eingesetzt. Heilerde hat eine starke Absorbtionsfähigkeit und bindet den Schweiß. Sie ist reizfrei und schenkt ein weiches Hautgefühl.

Magnesiumstearat ist ein Pulver, das sich leicht fettig anfühlt und die Haftfähigkeit des Puders verbessert.

Jojobaöl (oder ein anderes gewähltes Pflanzenöl) wirkt pflegend und verhindert die Austrocknung.

Anwendung: Nach dem Duschen mit einem Pinsel auf die Achseln auftragen, trocknen lassen und überschüssiges Puder abklopfen.

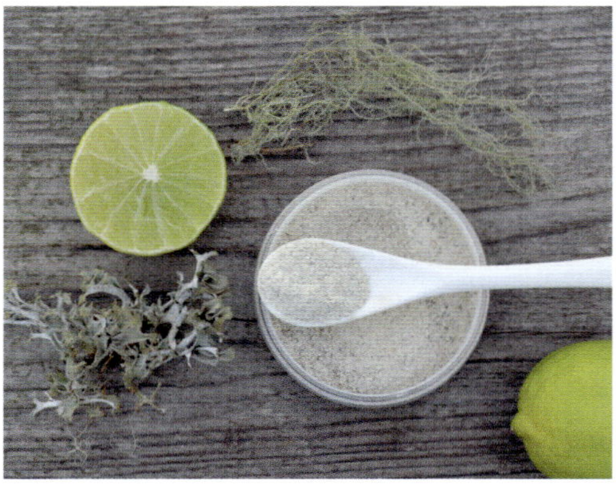

▸ PFLEGESERIE FÜR DEN MANN

Blickt man auf Baumbärte, die dicht zottelig, bevorzugt auf Fichten und Lärchen, gedeihen, versinnbildlichen sie eine männliche Komponente. Es war also naheliegend, eine Flechten-Kosmetikserie für den Mann zu kreieren ...

WASCHERDE MIT KRÄUTERN UND BARTFLECHTE

Wascherde reinigt porentief, heilt und ist entzündungshemmend.

Zutaten

1 EL getrocknete Melissenblätter
1 EL Bartflechte
5 EL Lavaerde

Herstellung: Die Bartflechte mit dem Messer zerkleinern und mit den Melissenblättern und etwas Lavaerde in der Kräutermühle mahlen. Eventuell durchsieben und mit der restlichen Lavaerde in ein Glas abfüllen.

Anwendung: Bei Gebrauch 1 Esslöffel der Wascherde mit Wasser oder einem Tee zu einer streichfähigen Paste rühren und auf die befeuchtete Gesichtshaut auftragen. Einige Minuten einwirken lassen und mit lauwarmem Wasser ohne viel Rubbeln abwaschen. Nach Belieben einige Tropfen der Bartflechtentinktur (Zubereitung siehe Basisrezepte, S. 81) hinzufügen.

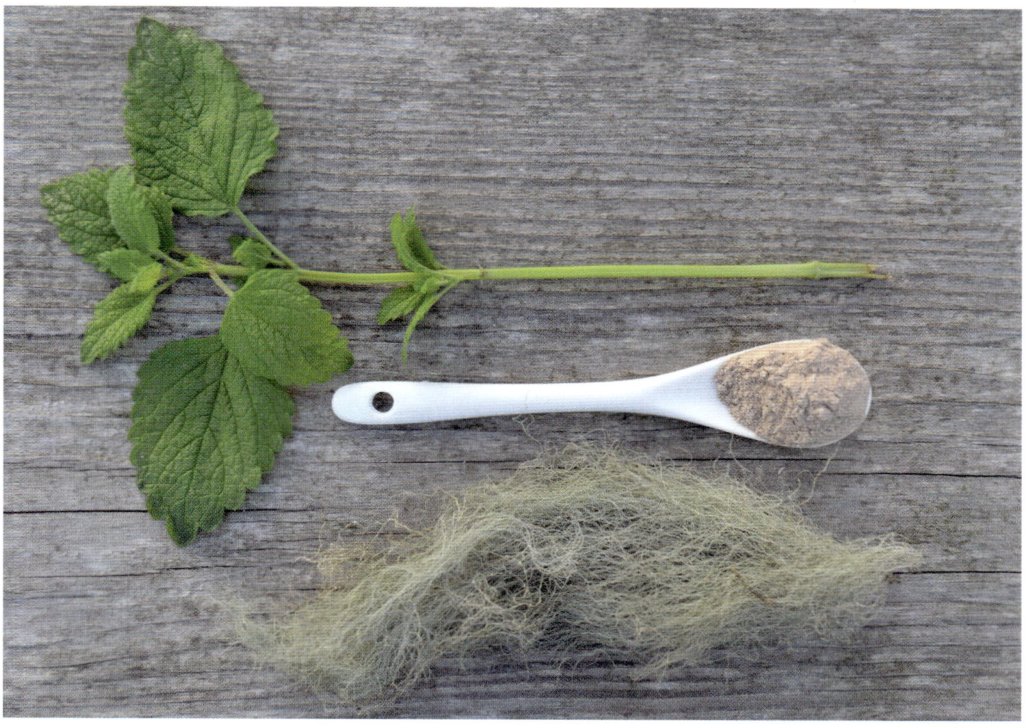

GESICHTSTONICUM NACH DER RASUR

Dieses Tonicum beugt Entzündungen vor, schützt den Säureschutzmantel der Haut und verfeinert das Hautbild.

Zutaten

60 g Waldhonig
20 g Apfelessig
4 EL Bartflechte, Isländisches Moos oder Baummoos
2 EL zerkleinerte Schafgarbenblüten und -blätter
2 EL Quendel

Herstellung: Schafgarbenblüten und -blätter, Quendel und Flechten zerkleinern bzw. mörsern. Mit Honig und Apfelessig mischen und in einem Glas 1–2 Wochen kühl und dunkel mazerieren. Danach durch ein Sieb filtern und diesen Ansatz in eine Flasche abfüllen (**Haltbarkeit:** ca. 6 Monate).

Um es als Tonicum für die Haut zu verwenden, wird der Ansatz 1 : 1 mit Wasser verdünnt und in eine Zerstäuberflasche abgefüllt. Da durch den höheren Wasseranteil die Haltbarkeit auf ca. 2–4 Wochen verkürzt wird, nur eine geringe Menge zubereiten.

Anwendung: Nach dem Rasieren aufsprühen, kurz einwirken lassen und lauwarm abspülen.

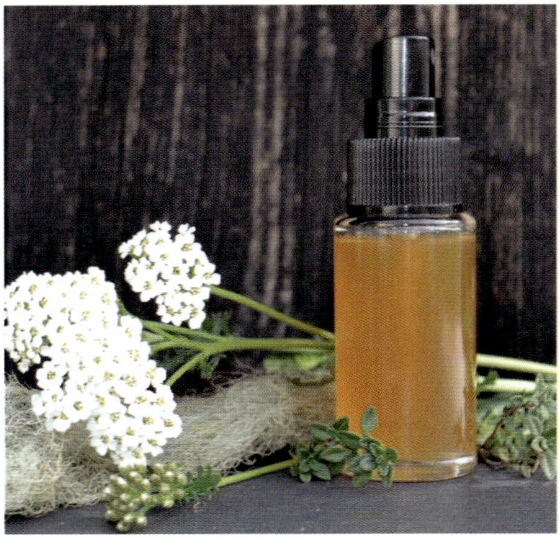

LEICHTE GESICHTSCREME „BERGFEX"

Eine leichte pflegende Universalcreme für jede Jahreszeit.

Zutaten Hautcreme

40 g Kräuteröl aus Isländischem Moos, Berghanf, Hopfen und Gundelrebe (Zubereitung siehe S. 103, oben)
10 g Hanföl
10 g Jojobaöl
2 g Bienenwachs
60 g Quellwasser
15 Tropfen Bartflechtentinktur (Zubereitung siehe Basisrezepte, S. 81)
optional ca. 5 Tropfen ätherisches Öl (z. B. Sandelholz, Zeder, Melisse etc.)

Herstellung: Bienenwachs in einen Topf abwiegen und mit dem Kräuter- und Jojobaöl sanft in einem Topf am Herd aufschmelzen, das Hanföl dazugeben. Wenn sich die Masse etwas einzutrüben beginnt, das zimmertemperierte Quellwasser und die Bartflechtentinktur mit dem Stabmixer einrühren. Eventuell können einige Tropfen eines ätherischen Öls dazugegeben werden. In vorbereitete Gläser abfüllen.
Haltbarkeit: bei Zimmertemperatur ca. 1 Monat.

Anwendung: Fein auf das Gesicht auftragen, die Creme zieht rasch ein und hinterlässt keinen Fettglanz.

Zutaten Kräuteröl

100-ml-Becherglas Isländisches Moos mit frisch geschnittenen Kräutern (Berghanf, Hopfen, Gundelrebe)
¼ TL Natursalz
200 ml Pflanzenöl (hier Distelöl)

Herstellung Kräuteröl: Herstellung siehe Basisrezeptteil Frucht- und Kräuteröl, S. 78. Wenn die frischen Kräuter für das fein gemörserte Isländische Moos zu wenig Feuchtigkeit beinhalten, mit Bartflechtentinktur (Zubereitung siehe Basisrezepte, S. 81) gut befeuchten.

BARTBALSAM

Zutaten Balsam

10 g Bienenwachs
7 g Lanolin anhydrid
7 g Kräuteröl Bartflechte oder Baummoos mit frischem Rosmarin, Schafgarbe und Lavendelblüten (Zubereitung siehe unten)
7 g Sheabutter

Herstellung Balsam: Bienenwachs und Lanolin in einen Topf abwiegen und das Kräuteröl dazugeben, schmelzen lassen. Die Sheabutter im heißen Öl-Bienenwachs-Gemisch aufrühren. In vorbereitete Tiegel abfüllen.
Haltbarkeit: ca. 6 Monate bei Zimmertemperatur

Anwendung: Eine kleine Menge dieses Balsams in den Händen verreiben und auf dem Bart auftragen. Anschließend den Bart mit den Fingern durchkämmen.

Zutaten Kräuteröl

je 1 EL frischer Rosmarin, Schafgarbe, Lavendelblüten
1 EL Bartflechte oder Baummoose
1 TL gemörserter Weihrauch
½ TL Natursalz
100 g Pflanzenöl (hier Jojobaöl)

Herstellung Kräuteröl: Das Kräuteröl nach Anleitung in den Basisrezepten für Frucht- und Kräuteröl, S. 78, zubereiten. Wenn die frischen Kräuter für die Flechte zu wenig Feuchtigkeit aufweisen, genügend Bartflechtentinktur (Zubereitung siehe Basisrezept, S. 81) dazugeben und ziehen lassen. Dieses wohlriechende Kräuteröl kann sehr gut bevorratet oder als Körper- bzw. Reinigungsöl verwendet werden. Ein herrlicher Duft!

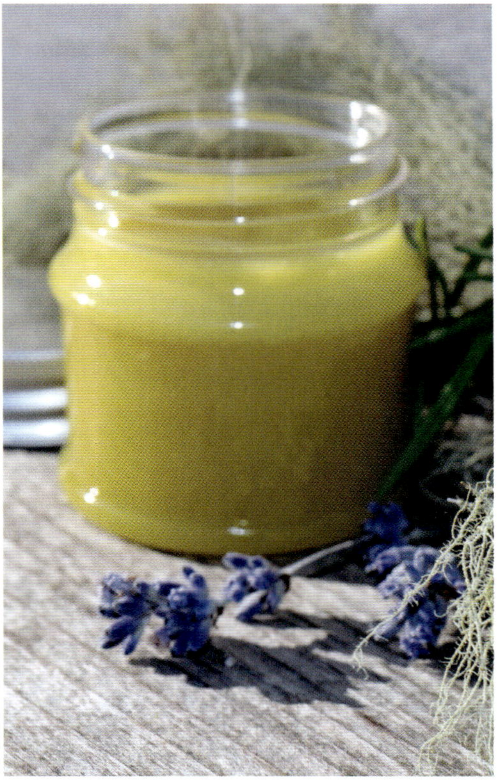

BARTÖL

Seit alters her ist überliefert, dass Bartflechte die Haare stärkt und sprießen lässt und einen seidigen Glanz hinterlässt.

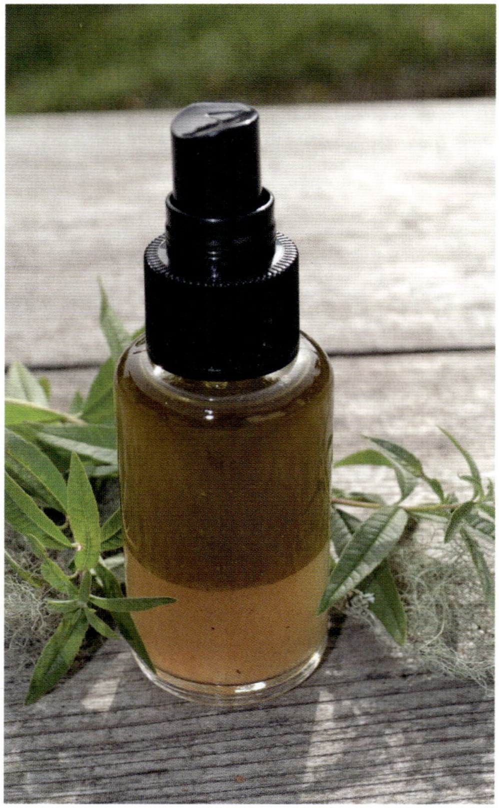

Zutaten Bartöl

50 g Kräuteröl mit Eisenkraut, Verbena, Lavendel und Rosmarin (Zubereitung siehe unten)
10 g Isländisch-Moos-Gel (Zubereitung siehe Basisrezepte, S. 78)
½ TL Isländisch-Moos-Glycerin (Zubereitung siehe Basisrezepte, S. 80)
10 Tropfen Bartflechtentinktur (Zubereitung siehe Basisrezepte, S. 81)

Herstellung: Das Isländisch-Moos-Gel, das Isländische-Moos-Glycerin und die Bartflechtentinktur nach den Angaben im Basisrezeptteil herstellen und mit dem Kräuteröl in eine Zerstäuberflasche abfüllen.
Haltbarkeit: ca. 1 Monat.

Anwendung: Eine kleine Menge dieses Bartöls in den Händen verreiben und auf dem Bart auftragen. Anschließend den Bart mit den Fingern durchkämmen.

Zutaten Kräuteröl

100-ml-Becherglas Bartflechte mit frischen Kräutern (Eisenkraut, Verbena, Lavendel und Rosmarin)
¼ TL Natursalz
200 g Pflanzenöl (hier Distelöl)

Herstellung Kräuteröl: Herstellung siehe Basisrezeptteil für Frucht- und Kräuteröl, S. 78. Wenn die frischen Kräuter für die fein gemörserte Bartflechte zu wenig Feuchtigkeit beinhalten, mit Bartflechtentinktur (Zubereitung siehe Basisrezepte) gut befeuchten.

KRÄFTIGE EINREIBUNG FÜR DEN KÖRPER

Diese Einreibung belebt den Körper und wirkt kräftigend.

Zutaten

1 Teil Kräuter-Wein-Absud (S. 105, links oben)
1 Teil Kräuteröl (S. 105, rechts oben)

Herstellung Einreibung: Eine Zerstäuberflasche vorbereiten und mit dem wässrigen Kräuter-Wein-Absud und dem Kräuteröl ungefähr im Verhältnis 1 : 1 auffüllen. Vor Gebrauch gut schütteln.
Haltbarkeit: ca. 2 Monate.

Zutaten Kräuter-Wein-Absud

20 ml Weißwein
50 ml Quellwasser
1 EL Bartflechte, Baummoos oder Isländisches Moos, gemörsert
50 g rote Trauben (Isabella-Trauben)
¼ TL Natursalz

Herstellung Kräuter-Wein-Absud: Alle Zutaten in ein Gefäß geben, mit dem Stabmixer pürieren, kurz aufkochen lassen, ca. 1 Stunde ziehen lassen und durch ein feines Sieb filtern.

Zutaten Kräuteröl

100 ml Becherglas Isländisches Moos oder Bartflechte mit frischen Kräutern (Berghanf, Hopfen und Gundermann)
¼ TL Natursalz
200 ml Pflanzenöl (hier Traubenkernöl)

Herstellung Kräuteröl: Herstellung siehe Basisrezeptteil für Frucht- und Kräuteröl, S. 78. Wenn die frischen Kräuter für die fein gemörserte Flechte zu wenig Feuchtigkeit beinhalten, mit Bartflechtentinktur (Zubereitung siehe Basisrezepte) gut befeuchten.

WALDPARFÜM FÜR DIE HERREN

Ein wunderbarer, feiner Duft, der lange anhält. Eine Komposition frischer Zitrusnoten und Kräuter mit einer erdigen Basis von herben Baummoosen, Tabak, Kakao und einem Hauch Vanille.

Zutaten

Schale einer Orange und einer Zitrone
2 mittlere Stück Baum- oder Eichenmoos
1 TL Kakaoschalen
2 TL Pfeifentabak (hier „Aran Peterson")
1 TL Koriandersamen
5 Wacholderbeeren
1 Prise Muskat, gemahlen
1 kleines Stück Vanillestange
je 1 EL frische Schafgarbenblüten, Lavendel und Pfefferminze
1 Prise Natursalz
200 g 70%iger Weingeist

Herstellung: Die Schale der Orange und der Zitrone fein raspeln und mit Kakaoschalen, Baum- oder Eichenmoos, Tabak, Koriandersamen, Wacholderbeeren, Muskat, Vanille und der Prise Natursalz gut mörsern. Die frischen Schafgarbenblüten, den Lavendel und die Pfefferminze sehr fein schneiden, zu den übrigen Zutaten dazugeben. Sämtliche Kräuter in ein Schraubglas füllen und mit Weingeist übergießen.

Dieser Ansatz bleibt dann dunkel für mindestens 1 Monat stehen, täglich gut durchschütteln. Dann durch ein feines Sieb filtern und in Zerstäuberflaschen abfüllen.

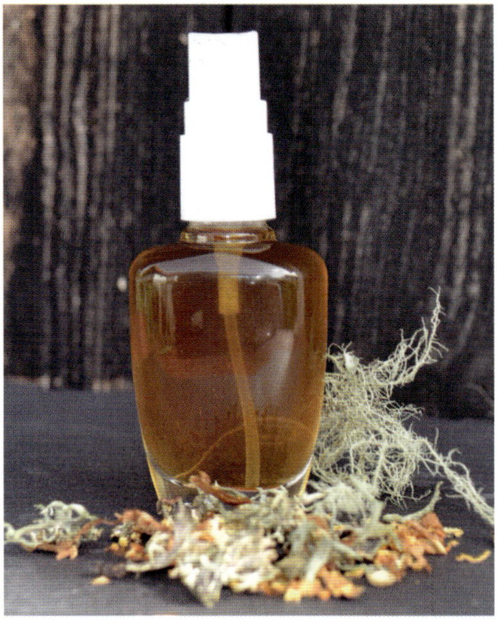

RÄUCHERN

Grundsätzlich reinigen Flechten die Atmosphäre, schützen vor Viren und Bakterien, fördern die Präsenz und erleichtern einen Neubeginn. Zum Räuchern können Isländisches Moos, Bartflechten oder Baummoose (vom Wind angeweht, am Waldboden zu finden) verwendet werden.

RÄUCHERSTÄBCHEN

Zutaten

100 g frische Tannennadeln, kleine Ästchen mit Knospen (ca. 1 Handvoll)
5 g am Waldboden angewehte Flechten, wie Eichen- und Baummoose, Bartflechten (ca. 100-ml-Glas)
20 g Birkenrinde vom Stamm, getrocknet (ca. 50-ml-Glas)
1 kleine Zimtstange
3 Sternanis
5 g Mastix-Harz (2 TL)
40 g Weihrauch (11 TL)
je 1 TL Gewürznelken und Muskatblüte
1 TL Gummi arabicum in 100 ml Wasser auflösen und 1 Stunde stehen lassen
Lavendel- oder Schafgarbenstängel
optional Räucherkohle

Herstellung: Sämtliche Kräuter und Harze fein mörsern oder in der Kräutermühle mahlen und durchsieben, sodass sehr grobe Teile zurückbleiben.

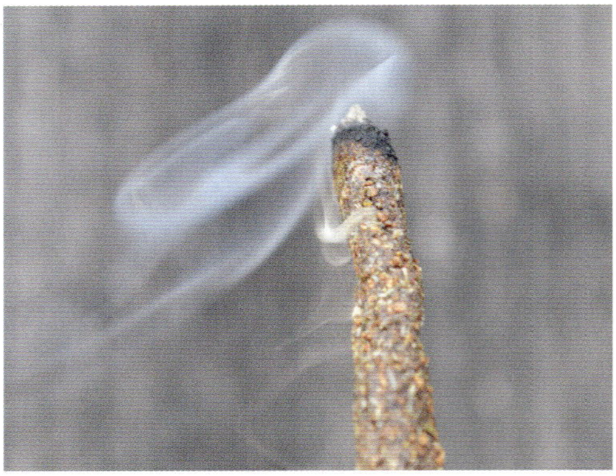

TIPP! Harze zerkleinern

Harze sollen besser gemörsert werden, sie verkleben die elektrische Mühle.

Gummi arabicum zum Kräuterpulver geben, bis ein dicker fester Brei entsteht, ein paar Minuten ziehen lassen. Eine kleine Menge des Kräuterteigs auf eine Silikonmatte geben und zu feinen Räucherstäbchen rollen. In ein Ende einen Lavendel- oder Schafgarbenstängel stecken und auf Backpapier ca. 1 Woche an einem warmen Ort trocknen lassen.

Sie enthalten keine Brennhilfe und können erlöschen. Für ein durchgehendes Abbrennen, gibt man auf 10 EL der Räucherstäbschenmischung ca. 1 EL pulverisierte Räucherkohle.

HAUSHALT

Selbst im Haushalt lässt sich die desinfizierende und pilzhemmende Eigenschaft von Flechten nutzen. Durch die Beimengung weiterer duftender Pflanzen können wir Haushaltsreiniger und Sprays zur Verbesserung der Raumluft herstellen und die Frische der Waldluft direkt in unser Wohnzimmer holen.

DESINFEKTIONS- UND RAUMSPRAY „NADELWALD“

Die Spitzen von Nadelbäumen mit ihren Flechten reinigen und beleben die Luft und wirken desinfizierend. Der Spray kann als Raumspray oder Reinigungsmittel im Haushalt Verwendung finden.

Zutaten

200 g Quellwasser
20 g Natron
ca. 2–3 EL geschnittene Tannenspitzenknospen, kleine Zapfen mit Harz und Baummoos oder Bartflechten

Herstellung: Das Natron in Wasser auflösen und die fein gehackten Nadeln, Knospen und Zapfen samt Flechten dazugeben. Dunkel etwa 2 Wochen mazerieren, danach filtern und in Zerstäuberflaschen abfüllen.

Anwendung: Natron gilt als hervorragender Geruchskiller und wirkt desinfizierend. Der Spray kann auf Reisen mitgeführt werden, um die Hände zu desinfizieren oder die Luft im Hotelzimmer zu beleben.

TIPP! Für das Badezimmer

Dieser Spray reinigt ebenso Fliesen, die Badewanne und das Waschbecken, da Natron schmutz- und fettlösende Eigenschaften besitzt. Durch diesen multifunktionalen Einsatz lassen sich andere Reiniger einsparen.

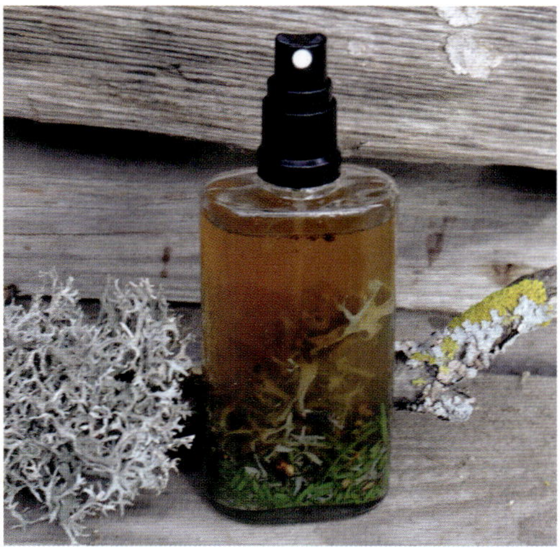

KRÄUTERDUFT IM KLEIDERSCHRANK

Es ist nachgewiesen, dass in Flechten-Herbarien kaum Motten zu finden sind. Daher eigenen sich Flechten besonders gut für Duftspender im Kleiderschrank!

Zutaten und Herstellung

Baummoos, Gewürznelken, Sternanis und einige Zedernspäne zerkleinern und in kleine Säckchen füllen.

KÜCHEN- UND BADREINIGER „WALDESFRISCHE“

Ein wunderbarer Duft von frischer moosiger Waldluft.

Zutaten

ca. 5 EL Tannenspitzen
ca. 3 Stück Baum- oder Eichenmoose
200 g Zitronensäure oder Weinsteinsäure
200 g Quellwasser
40 g duftneutrales Duschgel/Shampoo

Herstellung: Tannenspitzen und Baummoose zerkleinern, die Zitronensäure/Weinsteinsäure im Wasser auflösen, das duftneutrale Duschgel/Shampoo und die fein gehackten Tannennadeln samt Flechte dazugeben.

Im Dunkeln etwa 1–2 Wochen ausziehen lassen, filtern und in eine Zerstäuberflasche abfüllen.

Anwendung: Auf Fliesen, Waschbecken und Edelstahl aufgesprüht, entfernt es mühelos Fett- und Kalkablagerungen und ist auch als Geschirrspülmittel einsetzbar. Durch die Zugabe des Baummooses wirkt es pilzhemmend und desinfizierend.

TIPP! Für Scheuermilch

Mit etwas Schlämmkreide vermischt, zaubert man im Nu eine perfekte Scheuermilch!

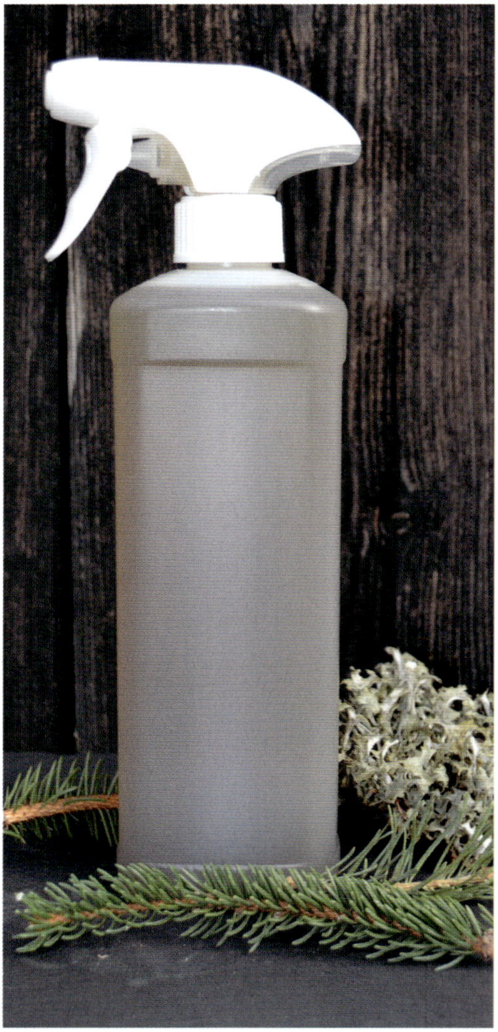

WC-TABS

Diese Tabs helfen, Kalkablagerungen und Urinstein in der Toilette zu lösen. Das Zusammenspiel von Natron, Säure und Stärke sowie die desinfizierende Wirkung der Flechten und des Eucalyptusöls ergeben ein glänzendes Ergebnis und hinterlassen ein frisches Waldaroma.

Zutaten

150 g Natron
75 g Zitronen- oder Weinsteinsäure
25 g Maisstärke
1 EL Bartflechten, Eichen- oder Baummoos
1 EL frische Tannennadeln
30 Tropfen ätherisches Eucalyptusöl
Sprühflasche mit Bartflechtentinktur (Zubereitung siehe Basisrezepte, S. 81)
Kleine Silikonformen

Herstellung: Etwas Maisstärke mit den zerkleinerten Flechten und Tannennadeln in der Kräutermühle fein vermahlen. Bartflechten vor dem Mixen mit dem Messer fein schneiden. Natron, Zitronensäure oder Weinsteinsäure und die restliche Maisstärke hinzufügen. So lange Bartflechtentinktur in die Masse sprühen, bis die Masse formbar ist. Das Gemisch mit den Händen immer wieder gut durchkneten, bis alle Klümpchen verschwunden sind. Dann das ätherische Öl hinzufügen, gut untermengen und die Masse fest in vorbereitete Silikonförmchen drücken.

1 Tag trocknen lassen und in Gläser abfüllen. Trocken und dunkel lagern.

Anwendung: Einen Tab in das WC geben und einwirken lassen.

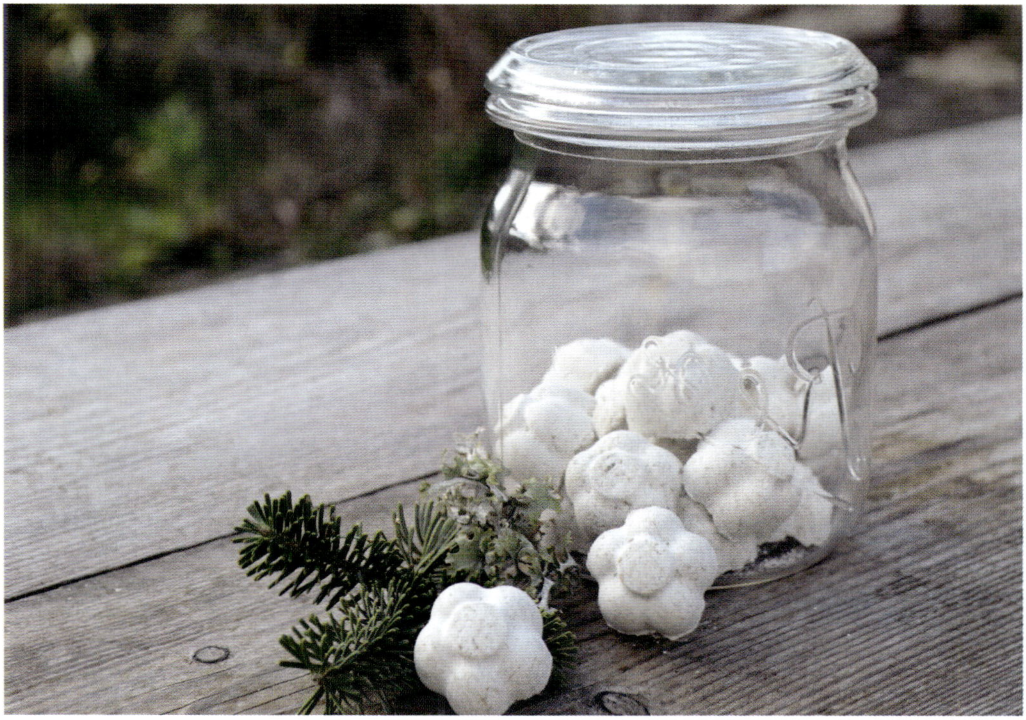

KULINARISCHES

Möchte man Flechten nicht als Arznei oder in Kosmetikprodukten nutzen, sondern als sättigendes Nahrungsmittel, so ist man weniger an den bitteren Flechtensäuren interessiert. Vielmehr rücken die sämigen, sättigenden Kohlenhydrate, die zart nach Pilzen schmecken, in den Mittelpunkt.

Nur in Ausnahmefällen wurden Flechten roh gegessen, um das Überleben zu sichern.

Man fand verschiedene Arten der Zubereitung, um sie für den menschlichen Gaumen genießbar zu machen: Sie wurden gewaschen, zerkleinert und getrocknet, im trockenen Zustand zu Mehl zerstoßen oder fein pulverisiert und wie Gewürze verwendet. Oder man kochte sie (oft mehrmals) auf und schüttete den bitteren Sud weg oder nutzte ihn als Tierfutter. Auch wurden die Flechten zu Sirup verarbeitet oder kandiert.

In den nachfolgenden Rezepten wird auf Isländisches Moos zurückgegriffen. Dieses ist in Apotheken erhältlich und auf Schadstoffe geprüft und ermöglicht so jedem das Nachkochen – auch jenen, die nicht in höhere Waldgegenden kommen.

Die ungiftigen und medizinisch wirkenden bitteren Flechtensäuren beeinträchtigen in geringer Dosis kaum den kulinarischen Genuss. Werden Flechten aber häufiger in die Ernährung eingebaut, sollen die in größeren Mengen nicht zuträglichen bitteren Flechtensäuren aus gesundheitlichen und geschmacklichen Gründen vermieden und die Flechten vor dem Verzehr entbittert werden.

ENTBITTERN VON FLECHTEN

Die nachfolgenden Anleitungen gelten sowohl für das in der Apotheke gekaufte als auch für das in der Natur gesammelte Isländische Moos. Es gibt zwei Arten der Entbitterung – durch heißes Wasser oder durch eine Pottaschelauge.

1. Entbittern durch heißes Wasser

Das Entbittern in heißem Wasser ist die ursprünglichste Methode und für den Haushalt am einfachsten. Die so entbitterten Flechten lassen sich sofort in das Produkt einarbeiten oder trocknen, um daraus ein Flechtenmehl zuzubereiten.

Zubereitung: Die frisch gesammelten Flechten von Fremdteilen befreien und zerkleinern oder aus der Apotheke beziehen. In bereits kochendes Wasser hineingeben und ca. 5 Minuten köcheln lassen, dabei gut durchrühren, damit sich möglicherweise verbliebener Sand aus dem Flechtenmaterial löst.

Die Flechten abseihen und kalt nachspülen. Dabei prüfen, ob der noch enthaltene Anteil an Bitterstoffen für Sie passt. Will man den Anteil an Bitterstoffen weiter reduzieren, wiederholt man die Prozedur. In meinen Rezepten habe ich oft bis zu einer halben Stunde entbittert, daher empfehle ich, immer wieder ein kleines Stück zu kosten und gut zu kauen, um zu prüfen, ob der Grad der Entbitterung für das jeweilige Rezept als angenehm empfunden wird. Die auf diese Weise entbitterten Flechtenstücke werden in den Rezepten zu Suppe, Brei, Knäckebrot, Gnocchi, Schokolade usw. weiterverarbeitet.

2. Entbittern durch Pottaschelauge

Hierfür nimmt man eine schwache Pottaschelauge, damit nur die bitteren Flechtensäuren nicht aber die Kohlenhydrate aus der Flechte gelöst werden.

Zubereitung: Eine 1%ige Pottaschelösung zubereiten, die unzerkleinerten Flechten 48–72 Stunden darin einweichen und hin und wieder kräftig durchrühren.

Die Lösung abseihen und die Flechten gut abwaschen.

Anschließend kosten. Die Prozedur eventuell wiederholen.

Wenn der Geschmack passt, das Isländische Moos unter fließendem Wasser sehr gut abspülen.

FLECHTENMEHL

Möchte man Brot herstellen, können beide oben beschriebenen Flechtenbreis zum herkömmlich hergestellten Teig hinzugefügt werden. Eine andere Möglichkeit ist, trockenes Flechtenmehl im Ausmaß von bis zu 20 % dem herkömmlichen Mehl beizumengen. Der Teig muss dann weich gehalten werden, weil trockene Flechten auch als Mehl viel Wasser aufnehmen.

Zubereitung von Flechtenmehl: Isländisches Moos, wie oben beschrieben, entbittern und nach dem Abseihen und Nachspülen mit kaltem Wasser kurz ausdrücken. Auf einem mit Backpapier ausgelegten Backblech dünn auftragen und entweder in der Sonne, bei 40–45 °C im Backofen (dabei die Tür leicht offen lassen, indem Sie einen Kochlöffel darin einklemmen) oder im Dörrapparat trocknen lassen. Die komplett getrocknete Flechte in einer Kräutermühle fein pulverisieren und in einem Schraubglas dunkel, trocken und kühl aufbewahren.

Das Flechtenmehl kann bis zu 20 % herkömmlichem Mehl für die Zubereitung von Brot, Knäckebrot usw. beigegeben oder für die Zubereitung von Gelees verwendet werden.

GEWÜRZPULVER AUS ISLÄNDISCHEM MOOS

Das Flechtenmehl kann aber auch als Gewürzpulver verwendet werden. Wie oben beschrieben, eine größere Menge von Isländischem Moos entbittern, trocknen und pulverisieren. Im dunklen Glas aufbewahrt, kann das Flechtenmehl jederzeit als Gewürz genutzt werden und verleiht Speisen eine zarte, pilzige Waldnuance.

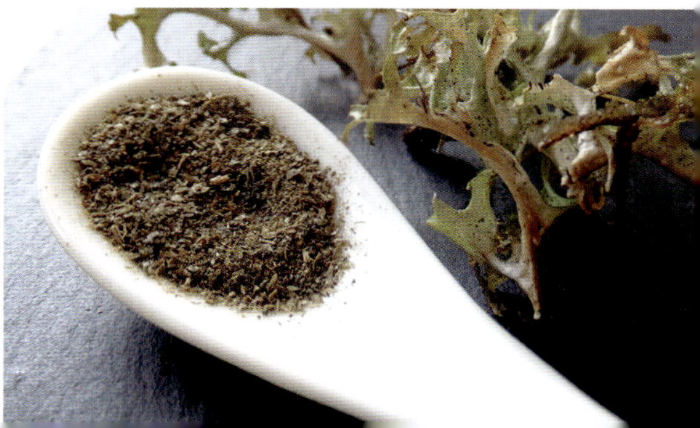

GEWÜRZSALZ MIT ISLÄNDISCHEM MOOS

Entbittertes, getrocknetes und pulverisiertes Isländisches Moos (= Flechtenmehl) wird mit der gleichen Menge Natursalz gut vermengt. Man verwendet dieses Salz als Würzmittel oder löst eine Prise in Mineralwasser auf – fertig ist ein herrliches isotonisches Getränk, das noch verfeinert werden kann: Einige Tannennadeln und -knospen mit dem Gewürzsalz pulverisieren.

FLECHTEN-BUTTER-KARAMELL-CREMA „FLEBUKA“

Eine salzige butterweiche Flechtenkaramell-Crema zum Frühstück auf´s Brot oder zwischendurch genießen ...

Zutaten

70 g unraffinierter Vollrohrzucker (Mascobado)
60 g Zuckerrübensirup
50 g Butter
120 g Schlagobers
1 TL Natursalz
80 g Feinkristallzucker
3 EL Isländisch-Moos-Tee (Flechten zuvor 30 Minuten entbittert)

Zubereitung: Den Vollrohrzucker mit Zuckerrübensirup, Butter, Salz und Schlagobers in einem Topf bei sehr schwacher Hitze schmelzen lassen und zur Seite stellen.

Den Feinkristallzucker mit 3 EL Isländisch-Moos-Tee in einem Topf verrühren, langsam aufkochen und karamellisieren lassen (dauert etwa 15–20 Minuten). Die Zuckermischung nicht zu heiß werden lassen, daher immer wieder zurückschalten.

Den Topf vom Herd nehmen und die Schlagobersmischung vorsichtig einrühren. Alles glatt rühren und bei schwacher Hitze weiterköcheln lassen (ca. 10–15 Minuten). Wenn die Karamellcreme eine sämige Konsistenz erreicht hat, in kleine Gläser abfüllen und abkühlen lassen.

Verwendung: Das ist ein wunderbarer Aufstrich auf´s Frühstücksbrötchen, eignet sich als Füllung für Crepes, unter Vanilleeis gemischt oder lassen Sie einfach zwischendurch einen kleinen Löffel im Mund zergehen ...

TIPP! Für Bonbons

Wenn Sie die Crema einige Millimeter stark auf Backpapier aufstreichen, etwas trocknen lassen und in kleine Happen schneiden, erhalten Sie ein zart würziges „Flebuka“-Bonbon.

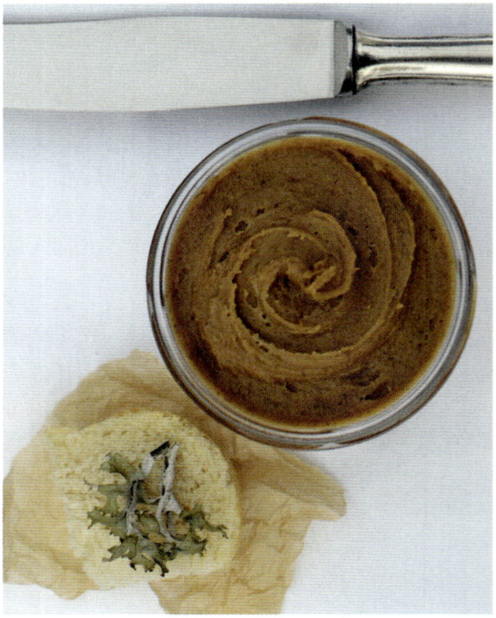

MOOSSUPPE

Sie wird mit ganzen Stücken entbitterter Isländischer Moos-Flechte zubereitet, ist sämig und erinnert an eine Schwammerlsuppe.

Zutaten

1 Zwiebel
etwas Butter
3 Möhren
2 EL Dinkelschrot oder Dinkelgries
3 EL Isländische Moos-Flechte (30 Minuten entbittert)
500 ml Wasser
Gewürze: Salz, Pfeffer, Knoblauch, etwas Muskat, Majoran, Petersilie

Zubereitung: Die Zwiebel fein schneiden und in etwas Butter hellbraun anrösten, die würfelig geschnittenen Möhren dazugeben und weiterrösten, etwas Knoblauch dazugeben.

Den Dinkelschrot oder -gries und die Flechte leicht anschwitzen und mit Wasser aufgießen. Mit Salz, Pfeffer und den Gewürzen abschmecken.

Mit kurz in Butter geschwenkten Brotwürfeln und einigen Flechtenstückchen servieren.

GNOCCHI „VON DER ALM“

Zutaten für den Gnocchiteig

500 g Kartoffeln
150 g Weizenmehl
2 EL frisches Isländisches Moos, fein geschnitten (30 Minuten entbittert), oder
1 TL Isländisches Moos, getrocknet und pulverisiert
1 Ei
1 TL Salz
Zum Servieren: Butter, Salbei

Zubereitung: Die Kartoffeln kochen, schälen und durch die Kartoffelpresse drücken, gut ausdampfen und abkühlen lassen. Mit Mehl, Salz und Isländischem Moos mischen, das Ei dazugeben und rasch zu einem Teig zusammenkneten. 15 Minuten rasten lassen.

Dann eine daumendicke Teigrolle formen, davon etwa 2 cm lange Stücke abschneiden, rundlich formen und mit einer Gabel jeweils längs eindrücken. In das kochende Salzwasser einlegen, die Gnocchi aufsteigen und kurz ziehen lassen. Vorsichtig herausheben und abtropfen lassen.

In einer Pfanne etwas Butter zerlassen, mit geschnittenem Salbei und den gekochten Gnocchi abschwenken. Mit frischen Salbeiblättern und Salbeiblüten garnieren.

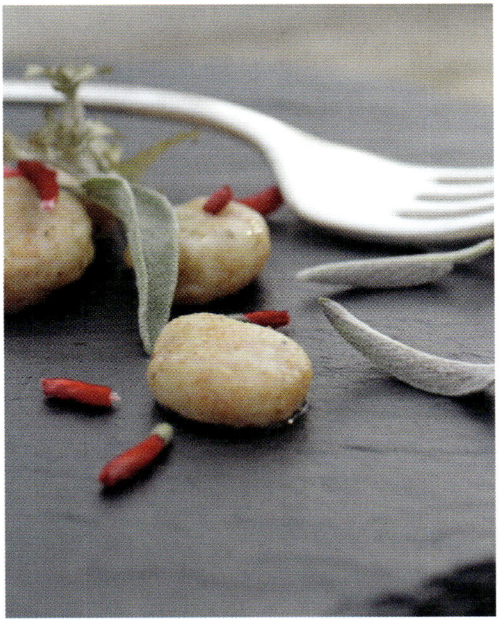

RAVIOLI „FALSCHE PILZE“

Zutaten

Für den Teig
100 g glattes Weizenmehl
100 g Dinkelmehl
1 TL Isländisches Moos, getrocknet und pulverisiert (30 Minuten entbittert)
½ TL Salz
2 EL Olivenöl
1 Ei
ca. 80 ml lauwarmes Wasser

Für die Fülle

100 g Kartoffeln, gekocht und durch die Presse gedrückt
100 g Mascarpone
2 EL Isländisches Moos, feingehackt (30 Minuten entbittert)
Salz, Pfeffer, frische Petersilie und Gewürze (z. B. etwas Muskat, Majoran etc.)

Beilagen

frische Eierschwammerl, Steinpilze oder Champignons
Butter
etwas Petersilie

Zubereitung: Für den Teig Weizen- und Dinkelmehl, die pulverisierte Flechte und das Salz miteinander vermischen und mit Olivenöl, Ei und Wasser einen geschmeidigen Teig kneten. Den Teig etwa eine halbe Stunde rasten lassen.

Die Kartoffeln kochen, schälen und durch die Kartoffelpresse drücken. Mit Mascarpone und den feingehackten Flechten vermischen und mit Salz, Pfeffer, frischer Petersilie und Gewürzen abschmecken.

Den Teig dünn ausrollen und teilen. Auf eine Hälfte des Teiges die Fülle in kleinen Häufchen (etwa ein Teelöffel) in regelmäßigen Abständen setzen. Die zweite Teighälfte darüberlegen, um die Füllung gut anzudrücken, und mit einem Teigroller Ravioli ausschneiden.

Im Salzwasser leicht köcheln lassen, bis die Ravioli hochsteigen und abgießen.

In einer Pfanne Butter schmelzen und die grob geschnittenen Pilze darin abschwenken, die Ravioli hinzugeben und kurz rösten. Mit frischer Petersilie garniert servieren.

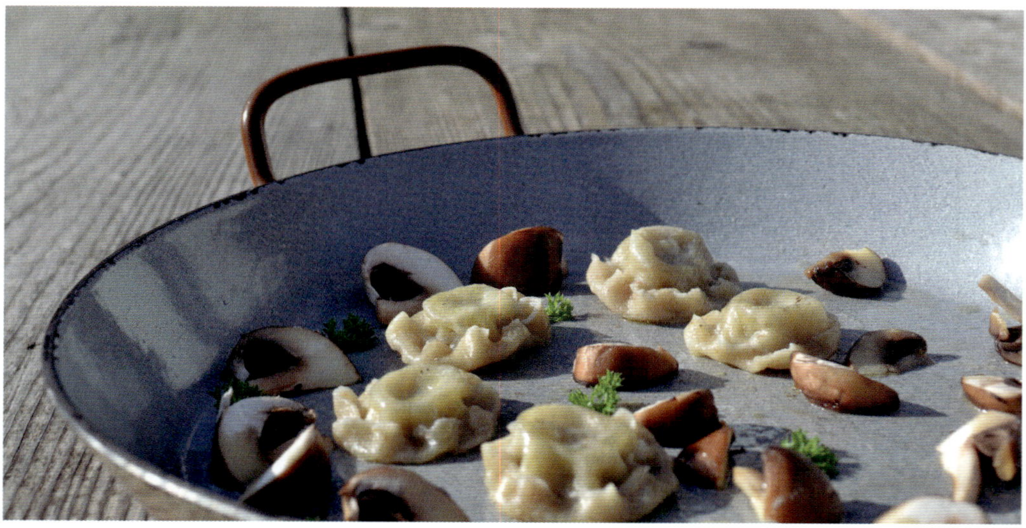

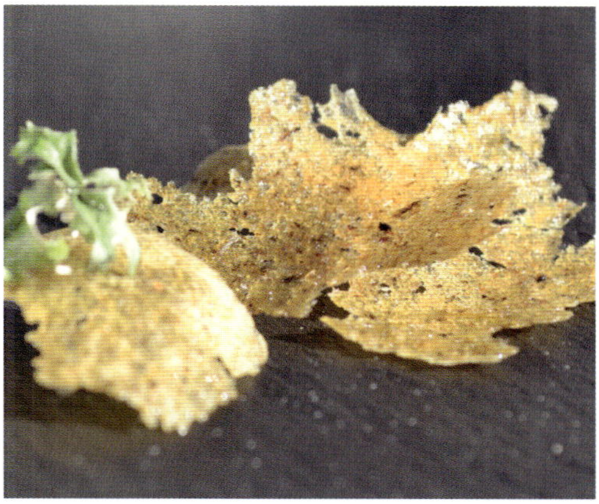

Flechtenchips für zwischendurch

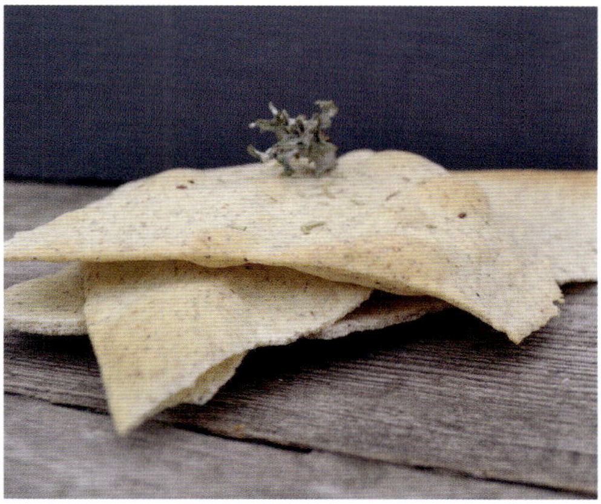

Knäckebrot „Norske“

FLECHTENCHIPS FÜR ZWISCHENDURCH

Knabbern ist immer angesagt – etwas gesundes Knuspriges für zwischendurch!

Zutaten

120 g festkochende Kartoffeln
120 g Wasser
1 TL Natursalz
1 EL frisches Isländisches Moos, nicht getrocknet (30 Minuten entbittert)

Zubereitung: Die Kartoffeln schälen und würfelig schneiden. Mit Salzwasser 15 Minuten kochen, die Flechte dazugeben und mit dem Stabmixer fein pürieren. Das Ganze durch ein Sieb streichen und auf ein mit Olivenöl bestrichenes Backpapier/Backblech hauchdünn aufstreichen! Sanft mit etwas Olivenöl bestreichen und im Ofen auf mittlerer Schiene 40 Minuten bei 100 °C trocknen.

Aus dem Backofen nehmen und in Stücke brechen. Frisch schmecken die Chips besonders knusprig und zart!

KNÄCKEBROT „NORSKE“

Zutaten

170 g Weizenmehl
100 g Dinkelvollkorngries
5 TL Isländisches Moos, getrocknet, pulverisiert (30 Minuten entbittert)
½ Würfel Germ/Hefe
1 TL Salz
60 ml Olivenöl
ca. 120 ml lauwarmes Wasser
optional getrockneter Rosmarin oder grobes Salz

Zubereitung: Weizenmehl, Dinkelvollkorngries, pulverisiertes Isländisches Moos und Salz vermischen und mit Germ, Wasser und Olivenöl einen geschmeidigen Teig kneten. An einem warmen Ort eine halbe Stunde rasten lassen. Den Teig sehr dünn ausrollen, auf ein Backblech legen und mit Olivenöl bestreichen. Eventuell mit getrocknetem Rosmarin oder grobem Salz bestreuen.

5 Minuten bei 220 °C im Backofen backen. In grobe Stücke brechen und servieren.

WALDSTANGEN

Zutaten

250 g Weizenmehl
1 TL Salz
2 TL Isländisches Moos, pulverisiert (30 Minuten entbittert)
½ TL Zucker
½ Würfel Germ/Hefe
80 ml Olivenöl
ca. 70 ml lauwarmes Wasser

Zubereitung: Alle trockenen Zutaten mischen und mit Germ, Olivenöl und lauwarmem Wasser einen Germteig kneten. 30 Minuten an einem warmen Ort rasten lassen. Kleine Teile vom Teig abschneiden, Rollen formen und auf ein befettetes Backblech legen. Bei 200 °C ca. 10 Minuten im Backofen backen.

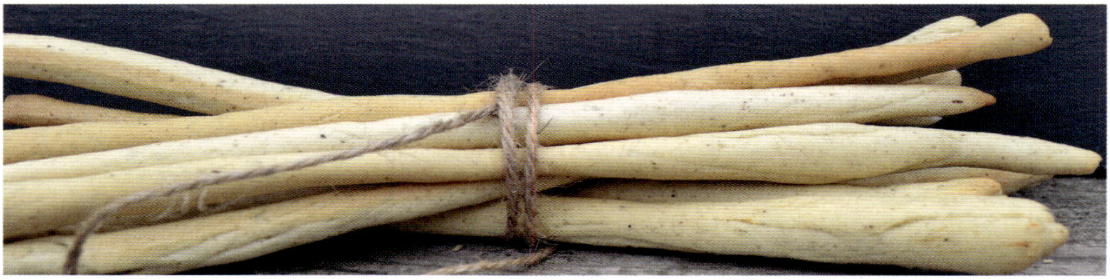

MOOSGELEE „JAMFASHION"

Es passt zu Wild, als Sauce, auf's Butterbrot, für Nachspeisen oder zu Käse!

Zutaten

5 EL Isländisches Moos
ca. 600 ml Wasser, kochend
200 ml kaltes Wasser
6 EL Kristallzucker
eventuell ½ Stange Zimt
5 EL gemischte Waldbeeren (Him-, Brom-, Preisel- oder Schwarzbeeren)

Zubereitung: Das Isländische Moos in ca. 600 ml kochendem Wasser 10 Minuten lang entbittern, abseihen und kalt nachspülen. Anschließend mit 200 ml kaltem Wasser mindestens eine Stunde ansetzen.

Den Zucker, den Zimt und die Beeren dazugeben, zum Kochen bringen und etwa 5 Minuten köcheln lassen. Mit dem Stabmixer fein pürieren und durch ein Sieb streichen. Das Beerenmus mit Flechten für weitere 20 Minuten leicht köcheln lassen, wenn notwendig, etwas Wasser hinzugeben und gelegentlich umrühren.

Das Gelee in kleine Gläser oder Schälchen füllen. Nach etwa 6 Stunden im Kühlschrank kann das Gelee auch gestürzt werden.

Haltbarkeit: Im Kühlschrank ca. 2 Monate.

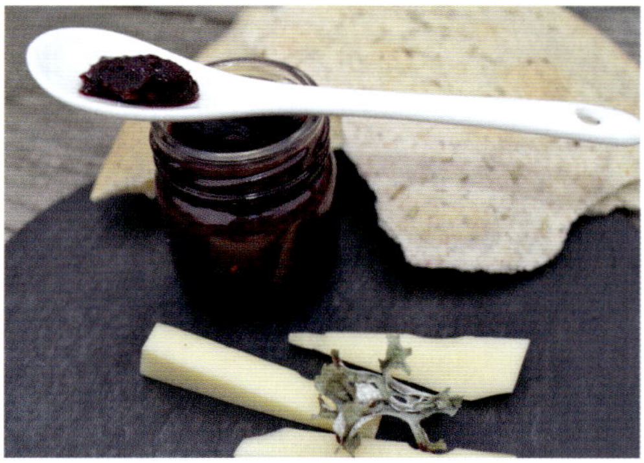

„DIE KRÄFTIGENDE MOOS-CHOKOLADE“

Im Neuen Journal der Pharmacie für Aerzte, Apotheker und Chemiker von D. Johann Bartholomäus Trommsdorff aus dem Jahre 1817 findet sich eine besondere (Arznei-)Form der Droge, die Moos-Chokolade:

Die Moos- oder eigentlich Flechtenschokolade ist ein Arzneymittel von großer Wirksamkeit. Es wird von schwachen Personen leicht vertragen und ist sehr nährend. Die Bestandteile derselben sind, Isländische Flechte, Cacao, Saleppulver und Zucker; das Verhältnis der Bestandtheile ist öfters abgeändert worden, allein gegenwärtig sind wir bey dem stehen geblieben, welches ich hier mittheile.

Davon inspiriert habe ich 4 Schokoladenrezepte mit Flechten kreiert: die süße Versuchung der Schokolade kombiniert mit der heilenden Wirkung der Flechte – da gibt's keine Reue mehr beim Naschen. Viel Spaß beim Genießen!

„MOOS O' CHOCOLAT“

Erdnusscrunchykaramell mit Waldaromen, umhüllt von herb-süßer-Zartbitterkuvertüre.

Zutaten

100 g unraffinierter Vollrohrzucker (Mascobado)
130 g Feinkristallzucker
¼ TL Natursalz
30 g Zuckerrübensirup
90 g Vollmilch
1 TL Isländisches Moos, getrocknet, pulverisiert (30 Minuten entbittert)
100 g Erdnussbutter (crunchy)
300 g Edelbitterkuvertüre (70 % Kakaoanteil)

Zubereitung: Etwa 150–200 g der Edelbitterkuvertüre im Wasserbad sanft schmelzen lassen und eine vorbereitete Schokoladenform bis hoch zu den Rändern ausgießen. Wer keine Formen zur Verfügung hat, einfach auf ein Backpapier eine dünne Lage der Edelbitterkuvertüre aufstreichen. Zur Seite stellen und erkalten lassen.

Vollrohr-, Feinkristallzucker, Salz, Zuckerrübensirup und das Isländische Moos-Pulver in Vollmilch sanft köchelnd auflösen und bei leichter Hitze karamelisieren (ca. 20–25 Minuten). Wenn der Karamell eine sämige Konsistenz erreicht hat, die Erdnussbutter unterrühren und noch etwas eindicken lassen.

Den abgekühlten Erdnuss-Waldkaramell auf die Schokolade streichen und mit der restlichen Kuvertüre übergießen. Ein paar Stunden kalt stellen und in mundgerechte Portionen schneiden – ein Hochgenuss!

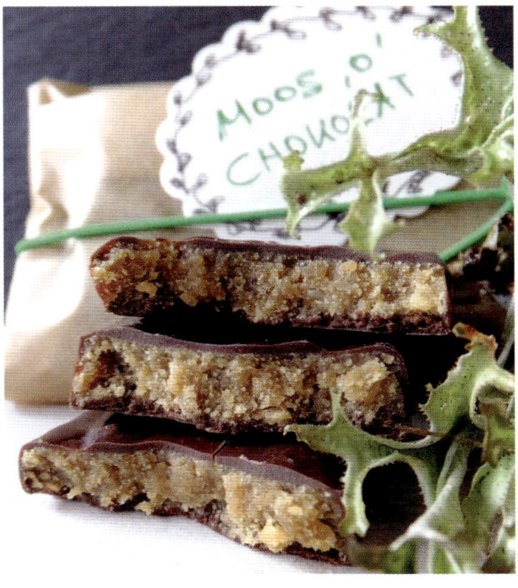

„NACH ACHT IM WALD"-SCHOKOLADE

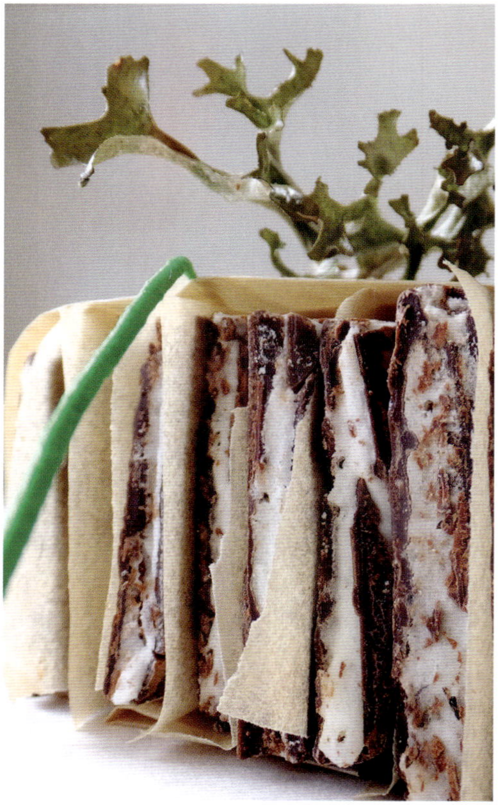

Zutaten

350 g Feinkristallzucker
1 EL Zuckerrübensirup
½ TL Weinsäure
100 ml Isländisch-Moos-Tee (Flechten zuvor 30 Minuten entbittert)
1 EL frische Pfefferminze, fein gehackt
5 Tropfen echtes ätherisches Pfefferminzöl
200 g Edelbitterkuvertüre (70 % Kakaoanteil)

Zubereitung: 100 g Edelbitterkuvertüre im Wasserbad sanft schmelzen lassen und dünn auf ein vorbereitetes Backpapier auftragen. Zur Seite stellen und erkalten lassen.

Feinkristallzucker, Zuckerrübensirup und Weinsäure mit dem Isländisch-Moos-Tee sanft köchelnd schmelzen lassen und ca. 20–25 Minuten lang bei leichter Hitze karamellisieren, bis eine zähflüssige Konsistenz entsteht. Die frische, fein gehackte Pfefferminze samt Pfefferminzöl einrühren und so lange rühren, bis die Masse abkühlt. Auf die Edelbitterkuvertüre dünn aufstreichen und mit einer weiteren Schicht Kuvertüre bedecken. Auskühlen lassen und in mundgerechte Stücke schneiden.

„KNOSPERSCHOKOLADE" – EDLE VARIANTE OHNE FÜLLUNG

Eine hauchzarte Edelvariante mit Tannenspitzen und Isländischem Moos.

Zutaten

150 g Edelbitterkuvertüre (70 % Kakaoanteil)
1 EL Tannenspitzen und -knospen
¼–½ TL Isländisches Moos, getrocknet (nicht entbittert)
1 TL Waldhonig

Zubereitung: Die Tannenspitzen mit den -knospen und dem getrockneten Isländischen Moos sehr fein hacken oder in der Kräutermühle mahlen.

Die Edelbitterkuvertüre sanft im Wasserbad schmelzen lassen, die Tannenspitzen und -knospen, das Isländische Moos und den Honig hinzugeben.

Um ein Absetzen der einzelnen Zutaten zu verhindern, so lange rühren, dass die Schokolade auskühlt, aber gießbar bleibt. Die geschmeidige Edelbitterschokolade hauchzart in Formen oder auf Backpapier gießen.

KNALLROTE LOLLIS UND BEEREN-MOOS-ZUCKERL

Zutaten

250 g Feinkristallzucker
6 EL Himbeersirup (Zubereitung siehe rechts)
1 EL Honig

Zubereitung der Lollis/Zuckerl: Den Feinkristallzucker mit 6 Esslöffel Himbeersirup schmelzen lassen, den Honig aufrühren und bei leichter Hitze karamellisieren, bis eine dickflüssige Masse entsteht (ca. 20–25 Minuten). Vom Herd nehmen und unter Rühren auskühlen lassen, es bildet sich eine zähflüssige Zuckermasse. Auf befettetem Backpapier Lollistiele auflegen oder Zuckerlformen vorbereiten. Mit dem Löffel runde Tropfen auf die Stiele gießen bzw. die Zuckerlformen auffüllen. Auskühlen lassen, bei Verwendung der Zuckerlform ausformen und in Dosen luftdicht aufbewahren. Zwischen die einzelnen Lagen Backpapier legen, um ein Zusammenkleben zu verhindern.

Zutaten Himbeersirup

100 g Himbeeren
100 g Wasser
1 EL frisches Isländisches Moos (30 Minuten entbittert)
½ TL Weinsäure

Zubereitung Himbeersirup: Die Himbeeren mit Wasser, Isländischem Moos und Weinsäure köcheln und einreduzieren lassen. Durch ein Sieb gießen und zur Seite stellen.

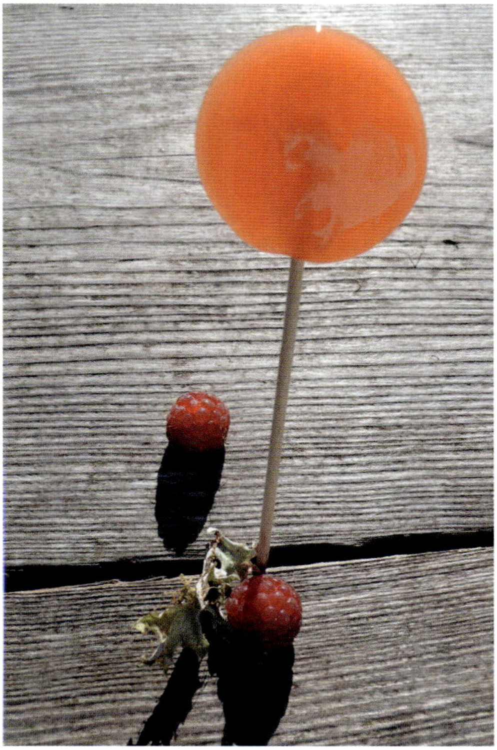

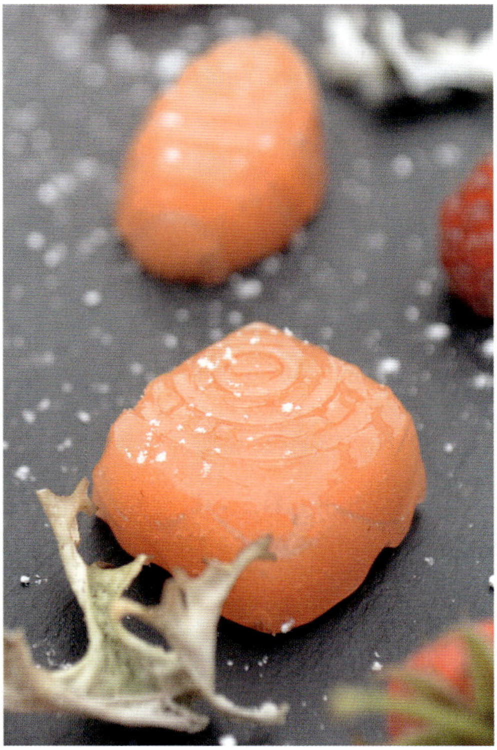

„GIN TANNIC“

Edelbitter, gefüllt mit Gin, Tannenspitzen und Isländischem Moos-Marzipan.

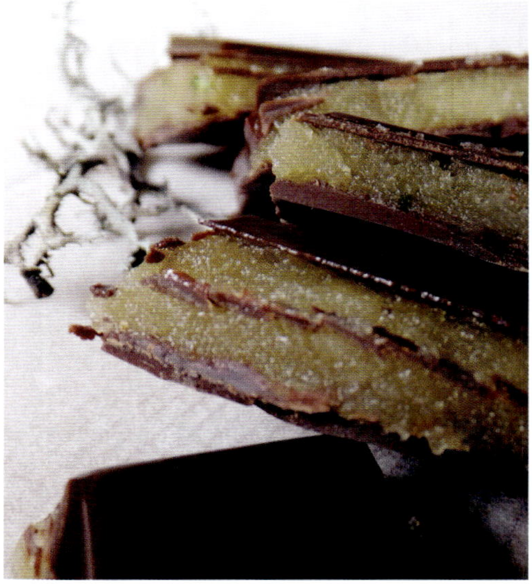

Zutaten

200 g Edelbitterkuvertüre
200 g Marzipan-Rohmasse
2 EL Gin
1 EL Tannenspitzen und -knospen, fein gehackt
1 TL Isländisches Moos, getrocknet, pulverisiert (30 Minuten entbittert)

Zubereitung: 100 g Edelbitterkuvertüre in einem kleinen Topf über Wasserdampf sanft schmelzen lassen und auf ein Backpapier dünn ausstreichen oder eine Schokoladenform damit randhoch ausgießen.

Tannenspitzen mit -knospen sehr fein hacken. Den Gin mit dem Isländischen Moos und den Tannennadeln vermischen, etwas ziehen lassen und unter die Marzipan-Rohmasse mengen. Den Marzipan über die Schokolade streichen und mit der restlichen geschmolzenen Kuvertüre übergießen. In Stücke schneiden oder aus der Form lösen und genießen!

„FOREST GUM“

Gesunder Kaugummi selbst gemacht!

Zutaten

250 g Äpfel
150 g Quitten
1 EL Isländisches Moos-Pulver, getrocknet, pulverisiert (30 Minuten entbittert)
1 Zimtstange
1 Vanilleschote
Saft von ½ Zitrone
1 EL Honig (Menge nach Geschmack)
Wasser
Silikonmatte für´s Trocknen

Zubereitung: Äpfel und Quitten mit Schalen und Kerngehäuse fein schneiden und in einen Topf geben, mit Wasser bedecken und aufkochen lassen. Ca. 1 Stunde kochen lassen und durch ein Sieb in einen Topf streichen. Um viel Fruchtfleisch weiterver-

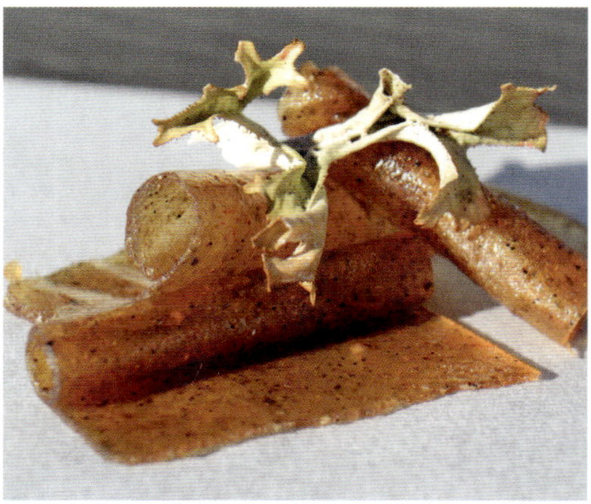

arbeiten zu können, empfiehlt sich die Verwendung eines gröberen Siebes.

Das Ganze mit Isländischem Moos-Pulver, einer Zimtstange, einer Vanilleschote und dem Honig auf eine breiige Masse einreduzieren. Sehr dünn (etwa 2 mm) auf einer Silikonmatte aufstreichen und bei 80–100 °C ca. 45 Minuten mit Umluft im Backofen trocknen lassen. Bitte prüfen, ob sich der Waldgummi stellenweise noch feucht anfühlt, dann noch etwas länger trocknen.

Aus dem Rohr nehmen und in Streifen schneiden. Der Kaugummi schmeckt köstlich!

„FOREST GUM" MIT WALDBEEREN

Das Kaugummi-Grundrezept „Forest Gum" wird um eine fruchtige Note erweitert. Der bei der Zubereitung des Himbeersirups für die Lollis/Himbeer-Flechtenzuckerl übrig gebliebene „Himbeer-Trester" kann bei diesem Rezept wiederverwendet werden.

Zutaten

100 g frische Himbeeren
1 EL Isländisches Moos, frisch gekocht, nicht getrocknet (30 Minuten entbittert)
Saft von ½ Zitrone
100 g Wasser
Honig nach Geschmack
Silikonmatte für´s Trocknen

Zubereitung: Die Himbeeren und den Zitronensaft mit den gekochten Flechten im Wasser stark einreduzieren, durch ein Sieb streichen und gut ausdrücken. Diese Masse mit Honig so lange köcheln, bis eine breiige Konsistenz entsteht. Auf einer Silikonmatte dünn aufstreichen und im Rohr bei 80–100 °C ca. 45 Minuten trocknen. In Stücke schneiden und genießen.

TIPP! Alternative zu frischen Himbeeren

Anstelle der frischen Himbeeren kann auch der Himbeer-Rückstand aus der Zubereitung vom Himbeersirup (siehe Seite 119) mitverarbeitet werden.

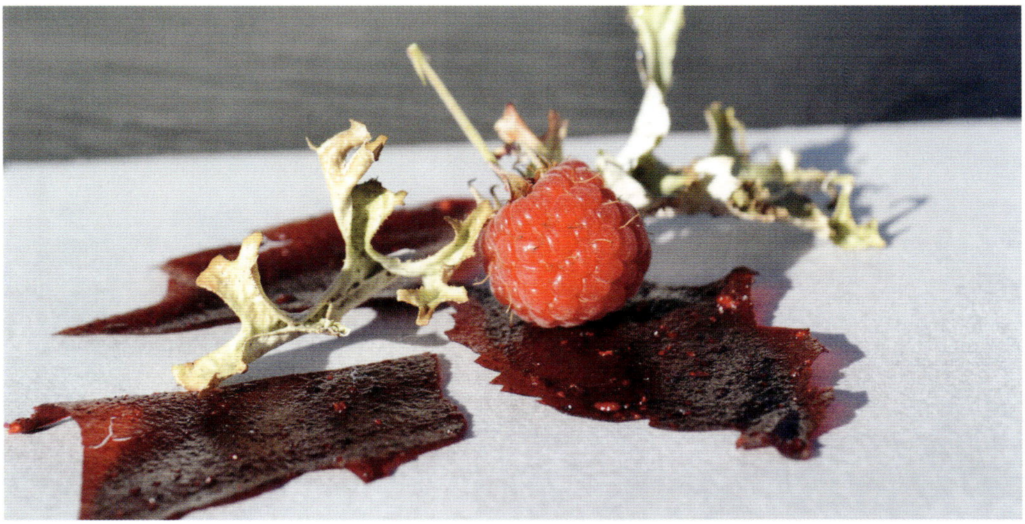

ERFRISCHUNG MIT FICHTENWIPFERLN, MOOS UND KNOSPEN

Eine kleine Menge mit kaltem Mineralwasser aufgespritzt, schmeckt an heißen Tagen köstlich und erfrischt!

Zutaten

300 g Waldhonig
100 g Apfelessig
100-ml-Glas Fichtenwipferl
1 EL Tannennadeln
½ TL Tannenknospen
1 TL Isländisches Moos, getrocknet (nicht entbittert)
½ TL Natursalz

Zubereitung: Die Fichtenwipferl, die Tannennadeln, die Tannenknospen mit dem Isländischem Moos fein zerkleinern. Mit Honig, Salz und Essig mischen, in ein Glas abfüllen und dunkel lagern. Gelegentlich schütteln und nach ca. 1 Monat abseihen.

Anwendung: Werden wir in der kalten Jahreszeit von Husten und Heiserkeit geplagt, wirkt dieser Sirup, löffelweise eingenommen, hustenlindernd.

KRÄUTERWEIN „ROTE-BEEREN-RAUSCH“

Zutaten

40 frische Himbeeren
20 Walderdbeeren
5 kleine Zweige Lavendel
5 kleine Zweige Melisse
3 kleine Zweige Thymian
1 TL Isländisches Moos, getrocknet (nicht entbittert)
1 EL Honig
1 Flasche (0,7 l) Weißwein

Zubereitung: Die Kräuter und das Isländische Moos fein schneiden, die Beeren leicht andrücken, mit Honig vermischen und mit Weißwein aufgießen.

Einen Tag stehen lassen und gleich verwenden.

Schmeckt wunderbar mit etwas eisgekühltem Sodawasser gemischt!

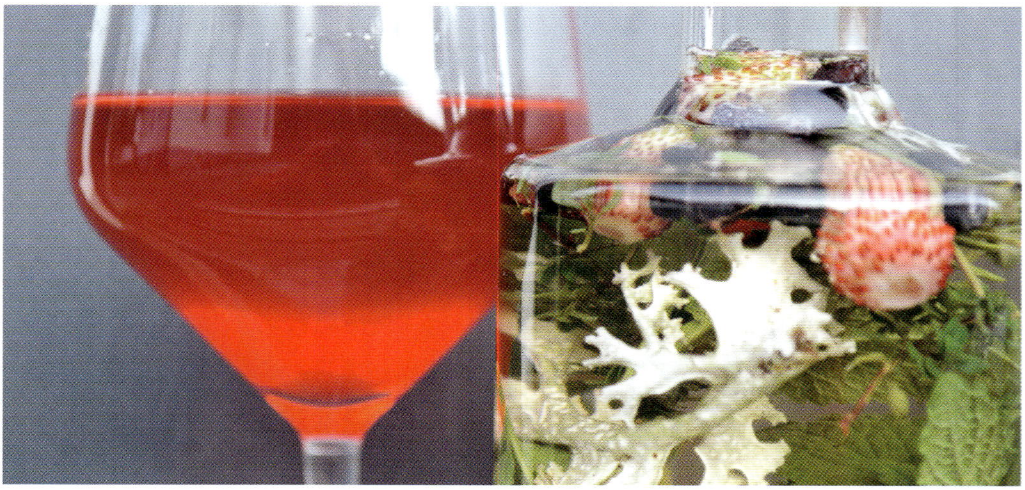

MAGENBITTER

Zutaten

1 EL Isländisches Moos, getrocknet (nicht entbittert)
1 kleiner Zweig Melisse und Pfefferminze (ca. 7 g)
ca. 4 g Lavendel bzw. Schopflavendel
ca. 1 g Thymian
ca. 4 g Schafgarbe
½ TL Gewürznelken
1 EL Meisterwurz, getrocknet
1 TL Angelikawurzel, getrocknet
1 Sternanis
1 kleine Vanilleschote
1 EL frischer Ingwer, klein geschnitten
150 g Kokosblütenzucker
1 Liter Korn

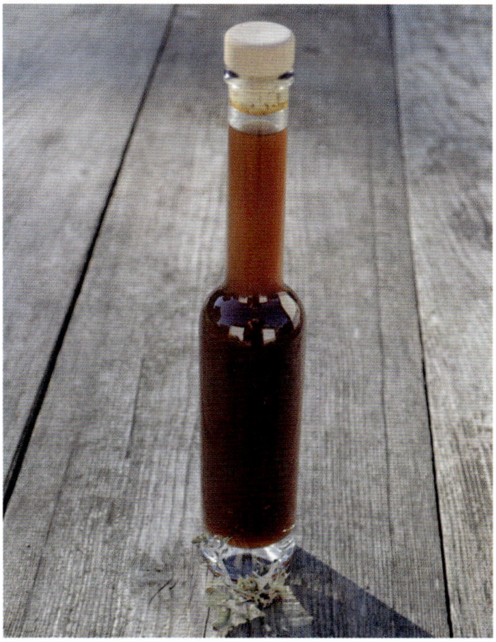

Zubereitung: Die Kräuter, Vanille und den Ingwer fein schneiden. Die getrockneten Kräuter, Wurzeln, Sternanis und das Isländische Moos fein mörsern. Alle Zutaten mit dem Zucker in eine Flasche füllen und mit Korn übergießen. Dieser Ansatz muss mindestens einen Monat dunkel ziehen, um sein Aroma voll entfalten zu können. Gelegentlich durchschütteln. Durch ein Sieb filtern und in Likörflaschen abfüllen.

▸ REZEPTE GEGEN HUSTEN

Quält uns der Husten, so können uns die nachfolgenden drei Rezepte Linderung verschaffen:

HUSTENSIRUP MIT KRÄUTERN

Zutaten

je 1 EL Anis, Fenchel, Langer Pfeffer, Alantwurzel, Thymian
je 2 EL Isländisches Moos, Eibischwurzel
40 g Apfelessig
1 TL Natursalz
1 kg Waldhonig
500 g Wasser

Zubereitung: Isländisches Moos, die getrockneten Kräuter und die Wurzeln mit dem Natursalz pulverisieren. Mit Apfelessig und Honig vermischen und mindestens eine Stunde ziehen lassen. Das Wasser hinzufügen, aufkochen und mild köchelnd zu einem Sirup eindicken. Abseihen und in Fläschchen abfüllen, anschließend dunkel und kühl aufbewahren.
Haltbarkeit: ca. 6 Monate.

Anwendung: Bei Bedarf mehrmals täglich 1 EL Hustensirup einnehmen und langsam schlucken.

FLECHTENHONIG

Der Flechtenhonig ist eine traditionelle Medizin zur Befreiung von Husten, Kratzen und einem rauen Hals.

Zutaten

1 kg Waldhonig
ca. 20–30 g Isländisches Moos, getrocknet und gemörsert (nicht entbittert)

Zubereitung: Waldhonig und getrocknetes, gemörsertes Isländisches Moos abwechselnd in ein großes Schraubglas schichten. Warm und lichtgeschützt mindestens 1 Monat lang ziehen lassen und dabei das Glas immer wieder wenden.

Abfüllen und bei Husten löffelweise einnehmen.

TIPP! Gesunde Zusätze

Im Frühling 1 TL fein geschnittene Tannen- und Fichtenknospen bzw. einige EL fein geschnittene Maiwipferl dazugeben.

HUSTENZUCKERL

Ein Zuckerl in den Mund nehmen und langsam zergehen lassen.

Es breitet sich bald ein intensiver wohltuender Geschmack der Kräuter aus, der beruhigend auf Hals und Rachen wirkt. Diese Pastillen haben eine karamellartige Konsistenz und sind daher auch sanft zum Gaumen.

Zutaten

je 1 EL Isländisches Moos, Eibischwurzel, Sternanis, Thymian
1 TL Natursalz
300 g Wasser
250 g Zucker
2 EL Honig

Zubereitung: Isländisches Moos, Eibischwurzel, Sternanis, Thymian mit dem Natursalz pulverisieren, im Wasser kalt ansetzen und mindestens eine Stunde ziehen lassen. Dann leicht simmernd auf ein Drittel einreduzieren und abseihen.

Zucker, Honig mit sechs Esslöffeln des oben hergestellten Dekokts vermischen und aufkochen lassen. Ungefähr eine halbe Stunde lang leicht köcheln und hin und wieder umrühren. Es soll ein leuchtend bernsteinfarbener dicker Sirup entstehen, diesen unter gelegentlichem Rühren etwas abkühlen lassen und in Zuckerlformen abfüllen oder mit dem Löffel als kleine Tropfen auf ein Backpapier gießen.

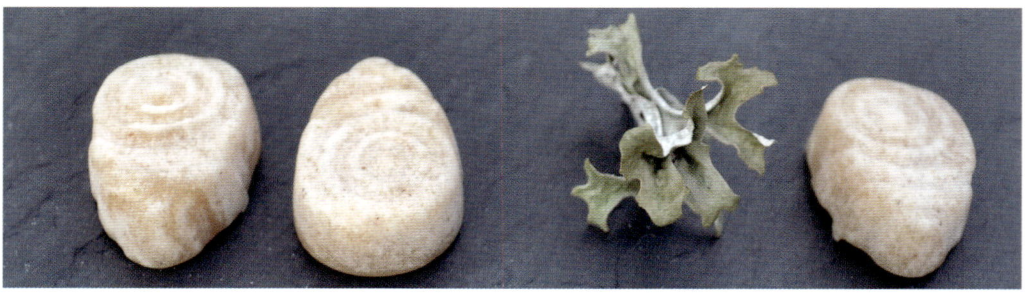

FÄRBEN VON WOLLE UND TEXTILIEN

Flechten spielten vor Einführung von chemischen Färbetechniken eine wichtige Rolle beim Färben von Wolle und Textilien. Diese alte Technik können wir mit vom Wind am Waldboden angewehten Flechten und Baummoosen wieder zum Leben erwecken.

Wachsgelb

Für 100 g Schurwolle werden 300 g getrocknete Flechten über Nacht (mindestens 6 Stunden) eingeweicht, danach 2 Stunden ausgekocht und abgeseiht.

100 g ungebeizte Wolle in diesen Absud (Flotte) legen und mindestens eine Stunde kochen lassen.

Den Wollstrang aus der Flotte nehmen, mit klarem Wasser durchwaschen und trocknen lassen.

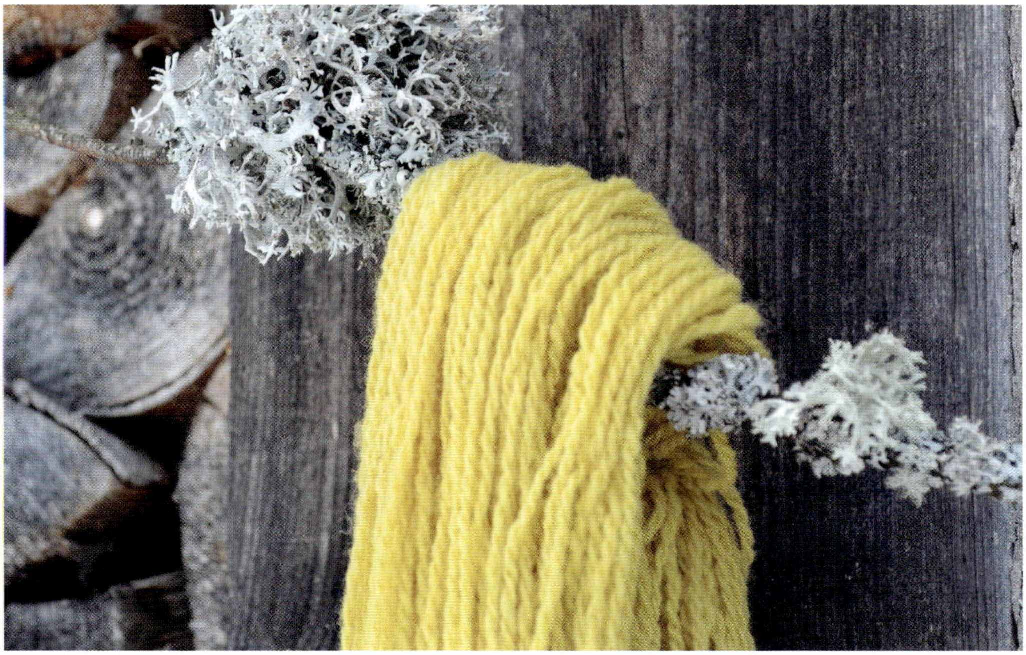

LITERATURVERZEICHNIS

Bäumler, Siegfried; Heilpflanzen Praxis heute; Elsevier GmbH, München 2007

Benedetter-Herramhof, Andrea; Flechten – Farbe, Gift & Medizin; Kataloge des Oberösterreichischen Landesmuseums N. S. 179, Linz 2016

Breyne, J. (1672): Muscus eryngifolio bene depictus. In: Miscell. Nat. Curios., 3: (Nr. 290: Icterus per museum pulmonarium vulgarem sanatus); zitiert nach Lange, Christoph Georg Matthias, 1994

Feddersen-Fieler, Gretel; Farben aus Flechten; Textilkunst-Fachschriften; Verlag M. & H. Schaper, Hannover 1982

Feige, Guido B. und Kremer, Bruno P.; Flechten-Doppelwesen aus Pilz und Alge; Band 302; Kosmos, Franckh´sche Verlagshandlung, W. Keller & Co., Stuttgart 1979

Grandits, Tanja; Gewürze; AT Verlag, Aarau und München 2013

Hänle, Georg Friedrich; Lehrbuch der Apotherkerkunst; Leipzig 1821; zitiert nach Lange, Christoph Georg Matthias, 1994

Henssen, Aino und Jahns, Hans Martin; Lichenes: eine Einführung in die Flechtenkunde; Verlag G. Thieme, 1974

Hildegard von Bingen; Heilsame Schöpfung – Die natürliche Wirkkraft der Dinge – Physica; Beuroner Kunstverlag; 2. Auflage 2016

Hirsch, Siegrid und Grünberger, Felix; Die Kräuter in meinem Garten; Freya Verlag, Linz 2012

Jacobj, Carl; Die Flechten Deutschlands und Oesterreichs als Nähr- und Futtermaterial; Verlag von J. C. B. Mohr (Paul Siebeck), Tübingen 1915

Jachens, Lüder; Dermatologie; Salumed-Verlag GmbH; 2012

Käser, Heike; Naturkosmetische Rohstoffe; Verlag Freya, Linz 2010

Kraus, Christina; Natürlich schön; Edition Michael Fischer GmbH, Igling 2015

Krempelhuber, August von; Geschichte der Litteratur der Lichenologie von den ältesten Zeiten bis zum Schlusse des Jahres 1865, Band I–III, Verlag Wolf, München 1872

Lad, Vasant und Frawley, David; Die Ayurveda Pflanzen-Heilkunde; Winpferd Verlagsgesellschaft mbH, 2005

Lange, Christoph Georg Matthias; Eine Analyse der historischen Verwendung von Flechten (Lichenes) als Heilmittel in der Medizin in Beziehung zur pharmakologischen Aktivität ihrer sekundären Stoffwechselprodukte; Dissertation der Medizin der Universität Witten-Herdecke, Essen 1994

Machatschek, Michael; Nahrhafte Landschaft; Böhlau Verlag Ges. m. b. H.& Co. KG, Wien –Köln – Weimar, 3. Auflage 2007

Madaus, Gerhard; Lehrbuch der biologischen Heilmittel; Band I; Georg Thieme Verlag, Leipzig 1938

Magel, Helmut, Prinz, Wolfgang und van Luijk, Sibylle; 180 westliche Kräuter in der Chinesischen Medizin; Haug Verlag in MVS Medizinverlage Stuttgart GmbH&Co. KG, 2013

Molenkamp, Felicia; Kräuter-Biotika; AT Verlag, Aarau und München 2015

Naturschutz in der Steiermark; Geschützte Pflanzen; Das Land Steiermark, Graz 2013

Nedoma, Gabriela; Vergessene Heiltinkturen; Servus Verlag bei Benevento Publishing, Wals bei Salzburg 2017

Nedoma, Gabriela; Naturwaschmittel Rosskastanie; Aesculus Verlag, 2015

Nedoma, Gabriela; Grüne Kosmetik; Freya Verlag, Linz 2013

Obermayer, Walter; „Fotografische Dokumentation einer ungewöhnlich reich fruchtenden Aufsammlung von Cetraria islandica“ in Mitteilungen des naturwissenschaftlichen Vereins für Steiermark, Band 138, Graz 2008, S. 113–158

Obermayer, Walter; Flechten der Hochgebirge; in Schöller, H. (ed). Flechten: Geschichte, Biologie, Systematik, Ökologie, Naturschutz und kulturelle Bedeutung. Begleitheft zur Ausstellung „Flechten-Kunstwerke der Natur“, Frankfurt am Main 1997, S. 119–127

Oblinger, Hermann; Bartflechten (Usneaceae) im Augsburger Raum; Berichte des naturwissenschaftlichen Vereins für Schwaben, Augsburg – 100_3: 55–61, 1996

Prentner, Angelika; Heilpflanzen der Traditionellen Europäischen Medizin; Springer Verlag GmbH Deutschland, 2017

Raichur, Pratima mit Cohn, Marian; Wahre Schönheit kommt von innen; Droemersche Verlagsanstalt, Th. Knaur Nachf. GmbH & Co. KG, München 1997

Rigg, Annie; Feines Nachwerk; Edition Michael Fischer GmbH, Igling 2013

Schneider, Gudrun; Färben mit Naturfarben; Otto Maier Verlag Ravensburg, 1979

Scholz, Heinz; in „Natur&heilen“ – Die Monatszeitschrift für gesundes Leben, 2/2017

Speta, Franz und Kohl, H; Heilmittel aus Pflanzen und Tieren; Kataloge des Oberösterreichischen Landesmuseums 105, Linz 1980

Stille, Günther; Kräuter, Geister, Rezepturen – Eine Kulturgeschichte der Arznei; Wissenschaftliche Buchgesellschaft, Darmstadt 2004

Traversier, Rita, Staudinger, Kurt und Friedrich, Sieglinde; TCM mit westlichen Pflanzen; Haug Verlag in MVS Medizinverlage Stuttgart GmbH&Co, KG; 2. überarbeitete und erweiterte Auflage 2012

Trommsdorff, Johann Bartholomäus; Journal der Pharmacie für Ärzte, Apotheker und Chemisten, Leipzig 1817

Türk, Roman; Nationalpark Hohe Tauern – Flechten, Tyrolia-Verlag, Innsbruck – Wien 2016

Türk, Roman und Wittmann, Helmut; Die bunte Welt der Flechten – eine Einführung, in: Flechten bedrohte Wunder der Natur, Hrg. W. OR. Dir. Mag. Dr. Wilfried Speta, Landesverlag Linz, 1986

Wartenberg, Arnold; Systematik der niederen Pflanzen. Bakterien-Algen-Pilze-Flechten. Einführung für Biologen, Pharmazeuten und Mediziner; Georg Thieme Verlag, Stuttgart 1972

Weber, Sabine; Färben aus dem Farbtopf der Natur; Franckh'sche Verlagshandlung, W. Keller & Co., Stuttgart 1986

Weidinger, Georg; Der Goldene Weg der Mitte; OGTCM Verlag, Wiener Neustadt 2017

Willfort, Richard; Gesundheit durch Heilkräuter; Rudolf Trauner Verlag Linz, 14. Auflage 1975

Wormer, Eberhard J.; Grüne Antibiotika; Mankau Verlag GmbH, 2015

Zingerle, Ignaz Vincenz; Sagen, Märchen und Gebräuche aus Tirol; Verlag der Wagner'schen Buchhandlung, Innsbruck 1859

Zotter, Hans; Antike Medizin, Band 2; Akademische Druck- und Verlagsanstalt, Graz 1980